Kleinesper · Linzer

Nährstofftherapie & optimierte Ernährung für die Wechseljahre

Danke

Danke für die Unterstützung an Angelina Figura, Pit Delgado und Barbara Warmhold-Philipp.

Die Rezepte zum Coverfoto (Grünkohl-Smoothie, Quinoasalat mit Avocado, Rote-Bete-Hummus) finden Sie auf den Seiten 89, 105 und 120.

Dipl. oec. troph. Katrin Kleinesper · Ursula Linzer

Nährstofftherapie & optimierte Ernährung für die Wechseljahre

Gezielt Beschwerden lindern, Mangel vorbeugen, gesund und jung bleiben. Mit 95 Rezepten

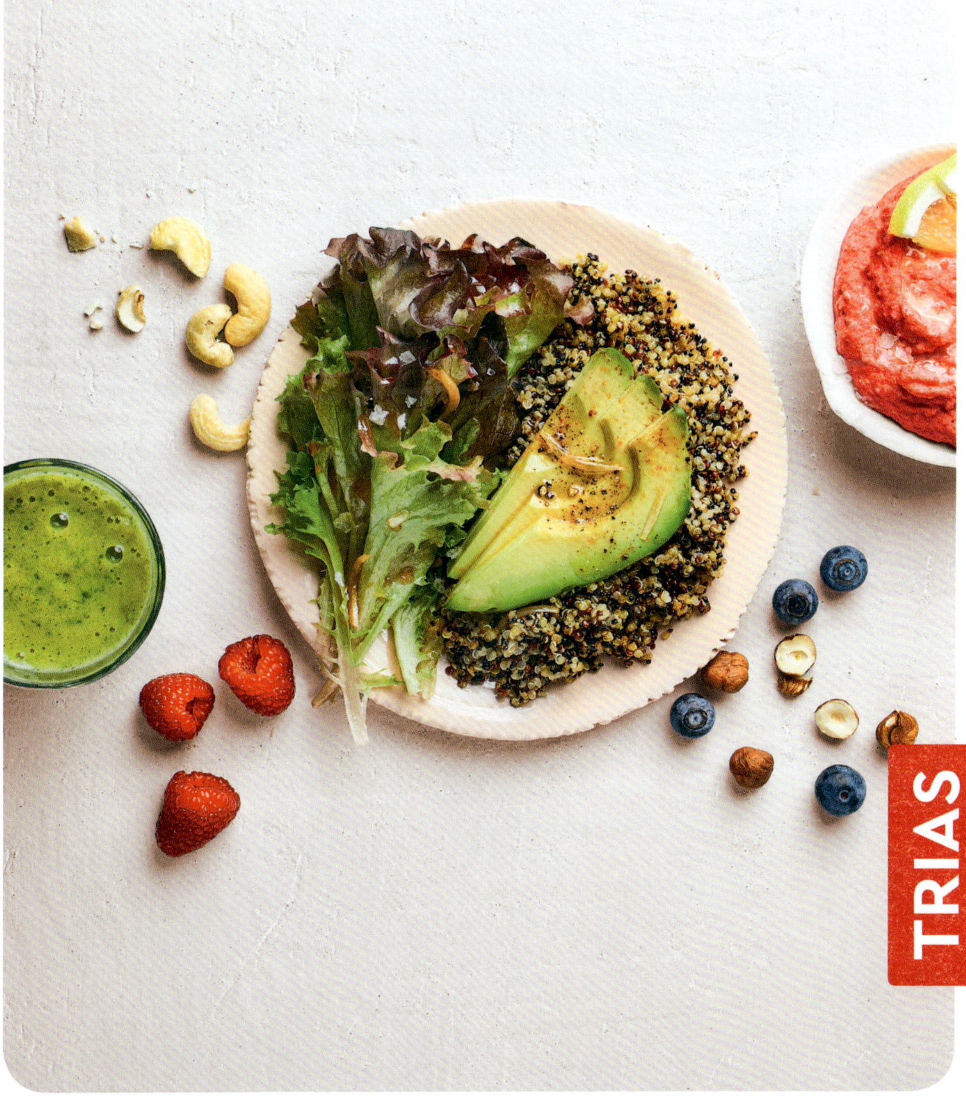

TRIAS

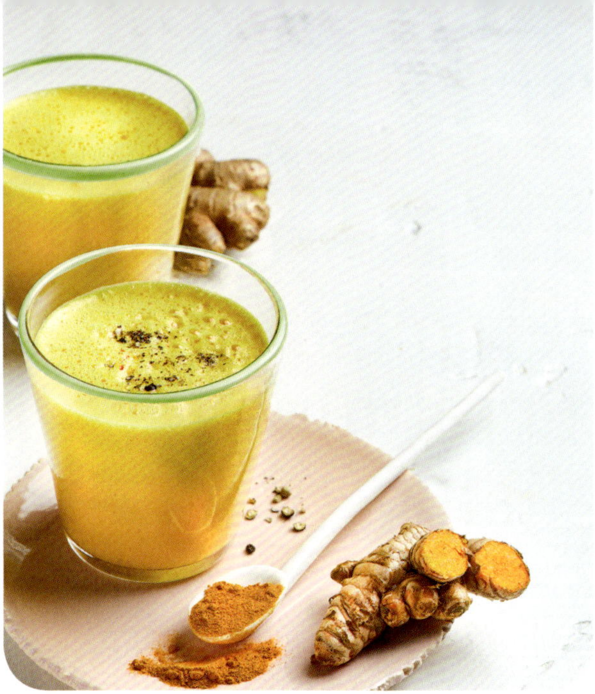

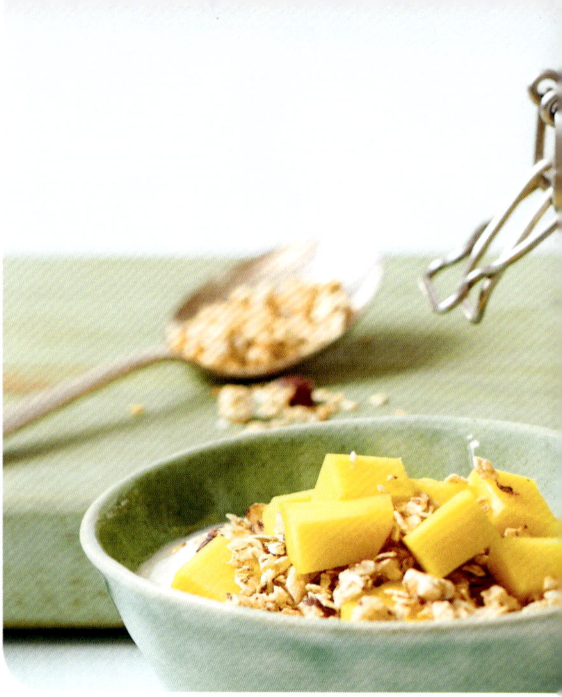

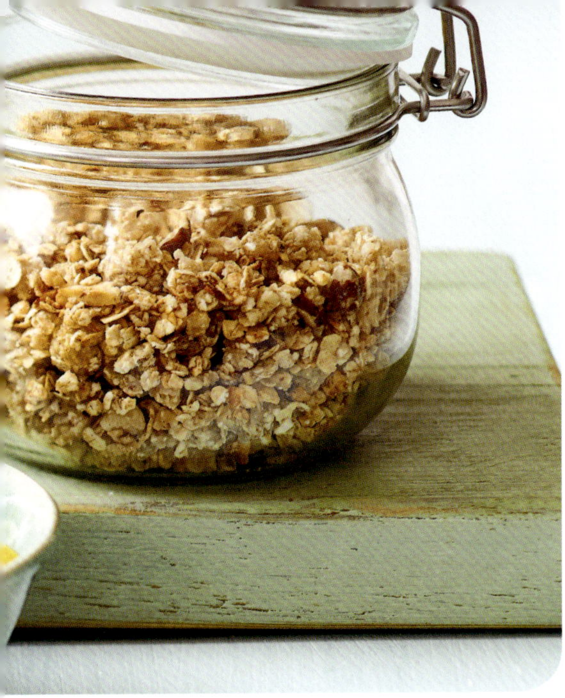

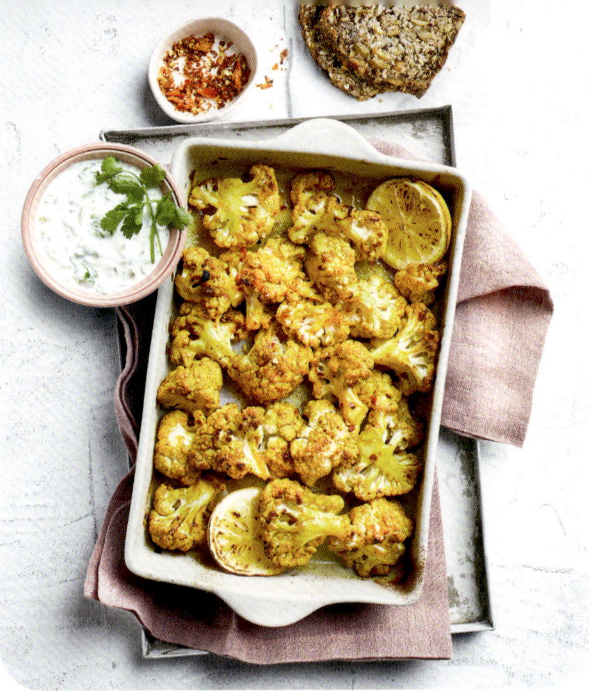

Willkommen in unserem Buch

Vor über zwanzig Jahren sagte uns eine Gynäkologin: »So gut wie alle Wechseljahresbeschwerden sind durch einen ausgeglichenen Säure-Basen-Haushalt in den Griff zu bekommen. Also, falls Beschwerden auftreten sollten, wissen Sie, was zu tun ist.« Das klingt nach einer einfachen Lösung. Aber wenn frau dann altersmäßig mit dem Thema konfrontiert wird, hört sie plötzlich überall von Symptomen wie Hitzewallung, Haarausfall, Schlafstörungen und jahrelanger Einnahme von Hormonen. Auch wir beide sprachen darüber miteinander und überlegten für einen Augenblick: »Werden wir jetzt krank? Haben wir das Thema zu leicht genommen?« Wir waren für einen Augenblick verunsichert, was jetzt auf uns zukommt. Wir hatten keine benennbaren Symptome, außer ein unbekanntes Gefühl im Körper und das Ausbleiben der monatlichen Regelblutung. Wir fragten uns: »Ist es unvermeidlich, all diese Symptome zu bekommen? Werden wir uns unwohl, alt und krank fühlen?«

Nein, wir möchten die Wechseljahre nicht als Krankheit verstehen, sondern als natürliche Phase im Leben einer Frau, wie die Pubertät oder eine Schwangerschaft mit ihren unterschiedlichen Befindlichkeitsstörungen und Beschwerden. Sie sind keine Bedrohung, die unausweichlich auf uns zukommt. Aus solchen Überlegungen und eigenen Erfahrungen heraus haben wir dieses Buch geschrieben. Wir möchten Hilfestellung bei Anpassungsschwierigkeiten des Körpers auf den veränderten Hormonstatus geben. Wir möchten aufklären über die verschiedenen Phasen der Wechseljahre, über die Zusammenhänge der normalen Stoffwechselvorgänge, die verschiedenen Symptome und den spezifischen Nährstoffbedarf bei den unterschiedlichen Beschwerden.

Wenig bekannt ist, dass die einzelnen Symptome und Erkrankungen einen ganz spezifischen Bedarf an unterschiedlichen Mikronährstoffen haben. So lässt sich das Hormonsystem durch Phytohormone aus Pflanzen ausgleichen (auf deren Verwendung wir in unserem Rezeptteil besonderen Wert legen). Außerdem möchten wir deutlich machen, dass die hormonelle Umstellung nicht plötzlich da ist, sondern dass es sich dabei um einen langsamen Prozess handelt, der großen Schwankungen und äußeren Einflüssen unterliegt. Deshalb gehen wir auf die Symptome von Progesteronmangel, Östrogendominanz und Östrogenmangel mit dem jeweiligen Bedarf an Spurenelementen, Mineralstoffen, Vitaminen und Aminosäuren ausführlich ein. Übersichtliche Tabellen dazu finden Sie in den Buchinnenklappen vorn und hinten sowie hinter dem Rezeptteil (Seite 148). Außerdem geben wir Empfehlungen, welche Tees vorbeugend und lindernd wirken. Zusätzlich werden Lebensmittel empfohlen, die bei der jeweiligen Symptomatik besonders unterstützend wirken.

So verbinden wir das Wissen vom hormonellen Stoffwechsel mit den Erkenntnissen über Nährstoffe aus Lebensmitteln und nutzen pflanzliches Progesteron und Östrogen, um die hormonellen Dysbalancen auszugleichen. Passend dazu haben wir über 90 Rezepte entwickelt, die durch den Austausch von Zutaten für jeden Hormonstatus geeignet sind. Die Rezepte sind lecker und unkompliziert, sie sollen Spaß machen und zum Nachkochen inspirieren.

Mit unserem Buch bieten wir Ihnen die Chance, das Bewusstsein und die Verantwortung für den eigenen Körper zu entdecken. Wir möchten Sie motivieren, Ihr Hormonsystem mit ausreichend Mikronährstoffen und entsprechenden Lebensmitteln zu versorgen, bevor sich erste körperliche und mentale Symptome bemerkbar machen. Unser herzlichster Rat: »Fangen Sie wirklich rechtzeitig an!« Deshalb geben wir Antworten darauf, warum bestimmte Symptome auftreten, und erklären leicht und verständlich, wie die Stoffwechselreaktionen angeschoben werden können und müssen. Wenn Sie das Warum verstanden haben, können Sie sich und Ihren Körper besser verstehen, eigenverantwortlich handeln und Ihre Ernährung optimal anpassen.

Teilweise verwenden wir Begriffe aus der Medizin. Uns ist bewusst, dass sie vermutlich nicht allen Leserinnen und Lesern geläufig sind. Deshalb haben wir am Ende des Buches ein Glossar eingefügt, in dem Sie solche Begriffe nachschlagen können.

Viele neue Erkenntnisse und Freude beim Nachkochen wünschen
Katrin Kleinesper und Ursula Linzer

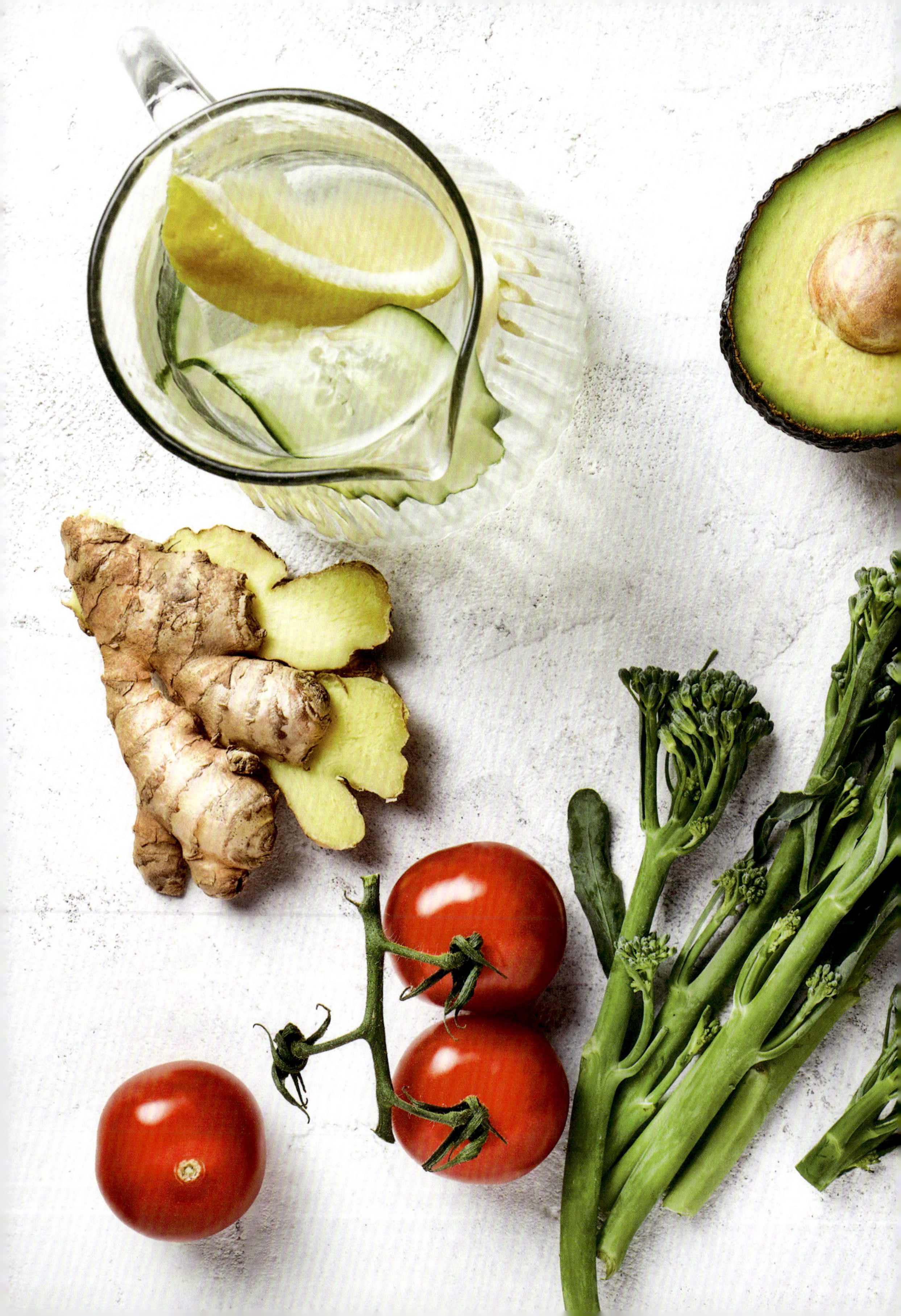

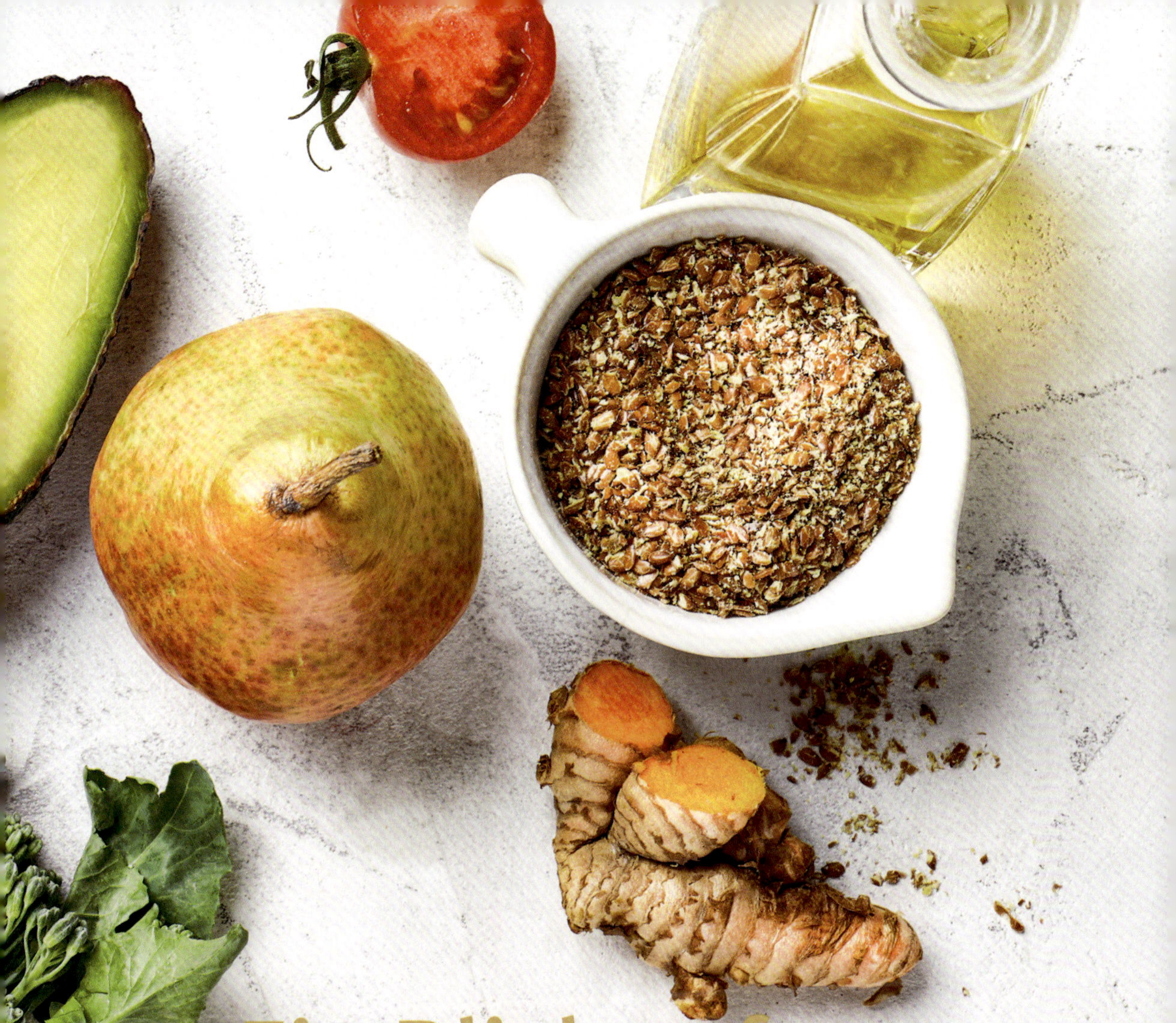

Ein Blick auf das weibliche Hormonsystem

Das Hormonsystem von Frauen ist komplex, stellt sich im Lauf des Lebens um, ist äußeren Einflüssen ausgesetzt und lässt sich durch Pflanzen positiv beeinflussen.

Hormonelle Umstellungen im Leben einer Frau

In den Wechseljahren gerät unser Hormonsystem durcheinander und es kommt zu Dominanzen und Mangelzuständen, die sich durch verschiedene Symptome äußern.

Die Hormonausschüttung wird zentral über Regelkreisläufe und Rückkopplungsmechanismen gesteuert. In unserem Körper wird ständig über Rezeptoren der Hormonstatus ermittelt. Entsprechend regt der Hypothalamus die Produktion und Ausschüttung von Hormonen an, die je nach Bedarf gesteigert oder gedrosselt werden. Im Leben einer Frau gibt es mehrere hormonelle Umstellungen.

Der Hypothalamus, unsere oberste Chefin

Der Hypothalamus sitzt im Zwischenhirn und ist die oberste Schaltzentrale unseres Körpers. Er reguliert neben dem Blutdruck den Wasser-Salz-Haushalt, den Energie- und Wärmehaushalt (Körpertemperatur), die Verdauung, die Gefühlswelt und das Sexualverhalten. Über Rezeptoren im Körper steuert er unser Hormonsystem und alle vegetativen Funktionen. Mithilfe von Rezeptoren werden die Soll- und Ist-Werte kontrolliert und verglichen. Je nachdem wird dann die Hypophyse zur Hormonausschüttung angeregt oder gehemmt.

Über das limbische System ist der Hypothalamus direkt mit dem vegetativen (unwillkürlichen) Nervensystem verbunden. Das limbische System ist der Sitz unserer Emotionen wie Freude, Wut, Angst, Unsicherheit und Vertrauen. Hier werden alle Informationen und unsere Erfahrungen gespeichert und emotional koordiniert. Es sind reflexartige Strukturen, die schneller reagieren als die mentalen Ordnungsstrukturen im Großhirn.

Vielleicht kommt es Ihnen bekannt vor, dass frau in bestimmten Situationen emotional reagiert, obwohl es rational keine Erklärung dafür gibt und die Reaktion vielleicht als übertrieben wahrgenommen wird. Das liegt am limbischen System, das unmittelbar Signale an den Hypothalamus sendet, der dann direkt eine Reaktionsantwort an den Körper schickt, zum Beispiel einen erhöhten Puls, die Steigerung der Körpertemperatur oder

der die Hypophyse über Releasing-Hormone zur Ausschüttung von sogenannten Effektor-Hormonen anregt. Sie lösen dann an den jeweiligen Zielorganen, zum Beispiel der Nebenniere oder der Schilddrüse, eine spezifische Reaktion aus.

Dieser Ablauf macht deutlich, welche zentrale Rolle der Hypothalamus spielt, und zeigt die Komplexität des Hormonsystems auf.

Vom Mädchen zur Frau

Die Anzahl unserer Eizellen ist begrenzt, im 5. Monat unserer Entwicklung im Mutterleib sind es etwa sieben Millionen, zum Zeitpunkt unserer Geburt noch zwei Millionen und mit Beginn der Pubertät, im Alter zwischen 10 und 12 Jahren, noch etwa 200 000 bis 500 000.

In der Pubertät steigt die Produktion der Sexualhormone und die sekundären Geschlechtsmerkmale entwickeln sich. Dazu gehören das Wachstum der Brüste, die Körperbehaarung und die Veränderung der Körperform. Mit dem 1. Zyklus tritt das junge Mädchen in die fruchtbare Phase ein, die bis zu den Wechseljahren andauert. Dann wird die Eizellenreifung eingestellt, es kommt nicht mehr in jedem Zyklus zu einem Eisprung und am Ende der Wechseljahre stellt der Körper den Zyklus ganz ein.

Hormonsturz

Kurz vor der letzten Menstruation kommt es zu extremen hormonellen Schwankungen im Hormonsystem. Gerät ein Hormon aus der Balance, hat das immer Auswirkungen auf alle anderen Hormone, weil unser Hormonsystem ein sehr sensibles System ist, in dem ein »Rädchen« in das andere greift. Im Durchschnitt kommt eine Frau mit Anfang 50 in die Menopause, allerdings gibt es erhebliche Altersschwankungen, sie kann auch viel früher oder später eintreten.

Abgesehen von den natürlichen hormonellen Schwankungen gerät unser Hormonsystem durch Stress, körperliche und emotionale Belastung und durch Umwelteinflüsse zusätzlich aus der Balance.

Wechseljahre – bin ich schon drin?

Klimakterium, ein anderer Begriff für die Wechseljahre, kommt aus dem Griechischen und bedeutet Ovarialinsuffizienz (Funktionsstörung der Eierstöcke). Wenn von den Wechseljahren oder dem Klimakterium gesprochen wird, sind damit die typischen Symptome wie Hitzewallungen und Haarausfall gemeint, die meist mit Ende 40, Anfang 50 auftreten.

In Wirklichkeit sind wir Frauen dann aber schon am Ende der hormonellen Umstellung angekommen, denn die normale hormonelle Umstellung beginnt mit dem sinkenden Progesteronspiegel schon viel früher. Die Beschwerden, die etwa mit Mitte 30 auftreten, werden aber meist zu den »normalen« Zyklusbeschwerden einer Frau gezählt, die mal mehr, mal weniger ausgeprägt sind.

Der Begriff Wechseljahre muss also neu überdacht werden. Jede Frau fängt ab einem gewissen Alter an, auf Symptome oder Veränderung ihres Körpers zu achten und sich die Frage zu stellen: »Sind das Wechseljahressymptome oder was ist das?« Heutzutage

Checkliste zum Hormonstatus

Machen Sie bei den Symptomen, die auf Sie zutreffen, jeweils ein bzw. zwei Kreuze pro Zeile und addieren Sie am Ende die Kreuze bei den jeweiligen Buchstaben.

	A	B	C
trockene Augen			○
schmerzhafte Menstruation	○		
Hitzewallungen			○
Brustspannen vor der Menstruation		○	
Haarausfall	○		○
Myome		○	
Neigung zu Eierstockzysten	○	○	
Blasenschwäche beim Niesen/Husten			○
Insulinresistenz		○	
Gedächtnisstörungen			○
Wassereinlagerung im Körper vor der Menstruation		○	
prämenstruelles Syndrom (PMS)	○		
starke Menstruationsblutung		○	
trockene vaginale Schleimhaut			○
verkürzter Zyklus	○		
Stimmungsschwankungen, Weinerlichkeit			○
Empfängnisschwierigkeiten	○		
Endometriose		○	
Libidoverlust			○
erhöhte Reizbarkeit vor der Menstruation	○		
Schlafstörungen	○		○
vermehrtes Auftreten von Allergien		○	
Gewichtszunahme		○	○
Morbus Hashimoto		○	
Nervosität, innere Unruhe		○	
Bluthochdruck (plötzlich mit über 50)			○
Gelenkbeschwerden			○
Osteoporose			○
trockene Haut und Schleimhäute			○

Auswertung:
Wir können unseren Hormonstatus nicht isoliert betrachten, denn die Übergänge sind fließend. Der Buchstabe mit den meisten Kreuzen bezeichnet Ihren Hormonstatus.

A	B	C
○	○	○

überwiegend A: Progesteronmangel, meist unter 45 Jahre
überwiegend B: Östrogendominanz
überwiegend C: Östrogenmangel, meist über 50 Jahre

werden die Patientinnen, die mit hormonellen Beschwerden wie Zyklusbeschwerden, Haarausfall und Wassereinlagerungen in die Praxen kommen, immer jünger.

Da die hormonelle Umstellung schon im Alter von Mitte bis Ende 30 beginnt, sollten wir nicht warten, bis körperliche oder psychische Symptome auftreten, sondern mit bewusster Ernährung und/oder der Zufuhr von Mikronährstoffen unser Hormonsystem in Balance halten. In den einzelnen Hormonphasen verändert sich der spezifische Nährstoffbedarf. Lesen Sie dazu das Kapitel »Symptome und ihr Nährstoffbedarf« (Seite 40).

Phasen der Wechseljahre

Medizinisch werden die Wechseljahre in drei Phasen unterteilt, in die prä-, peri- und postmenopausale Phase. Als Prämenopause wird die gebärfähige Zeit vor der hormonellen Umstellung durch den sinkenden Östrogenspiegel bezeichnet, die Perimenopause ist die Zeit kurz vor dem Ausbleiben der letzten Menstruation und die Postmenopause beginnt ein Jahr nach der letzten Regelblutung. Der genaue Mechanismus, warum die Hormonproduktion eingestellt wird, ist noch nicht geklärt, aber die Wissenschaft geht davon aus, dass die Evolution die Aufzucht der Kinder sichern will.

Wenn Sie wissen möchten, in welcher Phase der Wechseljahre Sie sich befinden, füllen Sie die Checkliste auf Seite 12 aus.

1. Phase: Progesteronmangel

Physiologisch sinkt der Progesteronspiegel bei den meisten Frauen mit Mitte 30 ab, es kommt nicht mehr in jedem Zyklus zu einem Eisprung. Normalerweise regt das Follikelstimulierende Hormon (FSH) aus der Hypophyse mehrere Follikel (Eibläschen) zur Reifung an. Die Follikel produzieren zunächst bis etwa zum 12. Tag Östrogen, bis ein individueller Spiegel erreicht ist, dann wird die Produktion eingestellt. Die Hypophyse beginnt mit der Ausschüttung des luteinisierenden Hormons (LH) und nach ein bis zwei Tagen platzt der am weitesten gereifte Follikel, es kommt zum Eisprung.

Die Follikel beginnen Progesteron zu bilden (»Pro« bedeutet »für« und »Gestation« »Schwangerschaft«). Findet eine Befruchtung statt, werden weiter große Mengen Progesteron produziert, um die Gebärmutterschleimhaut auf die Einnistung der befruchteten Eizelle vorzubereiten und die Schwangerschaft aufrecht zu erhalten. Findet keine Befruchtung statt, bildet sich der Gelbkörper zurück (Abb. Seite 14).

Ein Progesteronmangel, auch bedingt durch eine Östrogendominanz, kann zu einem vorzeitigen Abbruch der Schwangerschaft führen. Die Anzahl der ungewollt kinderlosen Paare steigt in Deutschland stetig.

In der Prämenopause sinkt der Progesteronspiegel einer Frau langsam, aber stetig ab. Dadurch wird das Ungleichgewicht zwischen den Hormonen Progesteron und Östrogen immer größer und körperliche Symptome können vermehrt auftreten oder verstärken sich nach und nach. Durch die gezielte Ernährung mit pflanzlichen Lebensmitteln, die einen hohen Anteil an Diosgenin (ist Progesteron ähnlich) und Stigmasterol (Vorstufe des Progesterons) haben, kann den Beschwerden vorgebeugt oder sie können positiv beeinflusst werden.

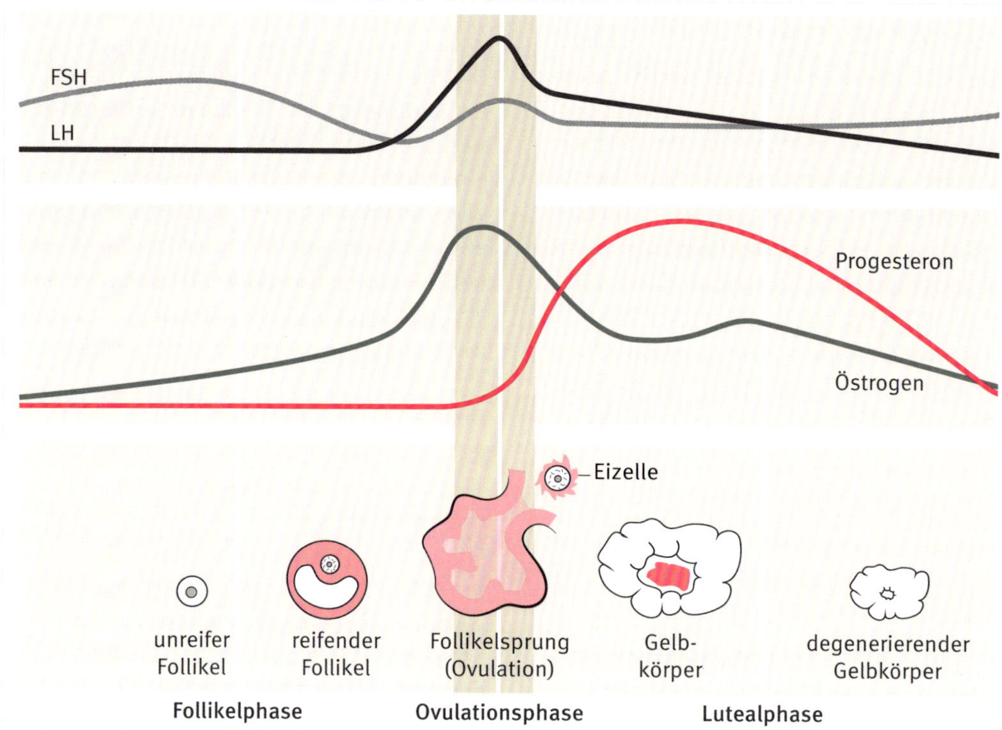

Krug M. Hormoncoaching erlernen und gezielt anwenden. 1. Aufl. Stuttgart: TRIAS; 2023

▲ Die Spiegel von Östrogen und Progesteron schwanken während des Zyklus, ausgelöst durch die Ausschüttung von FSH und LH.

Typische Symptome bei Progesteronmangel:

- erschwerte Empfängnis
- erhöhte Reizbarkeit und depressive Verstimmungen
- Haarausfall
- Hautprobleme
- prämenstruelles Syndrom (PMS)
- Schlafstörungen
- schmerzhafte Menstruation

2. Phase: Östrogendominanz

Durch den sinkenden Progesteronspiegel kommt es zu einer »relativen Östrogendominanz«. Da der Östrogenspiegel auf gleichem Niveau bleibt, gerät das Verhältnis der beiden Hormone zueinander aus dem Gleichgewicht. So kommt es durch das »weniger« an Progesteron zu einem »relativen« Östrogenüberschuss, also einer Östrogendominanz. Auch durch psychische und physische Stressbelastung und vor allem durch Hormone aus der Umwelt wird diese Dominanz verstärkt. Die Symptome eines Progesteronmangels beziehungsweise einer Östrogendominanz treten heutzutage oft schon deutlich vor der Prämenopause auf. Patientinnen mit hormonell bedingten Beschwerden kommen vermehrt schon im Alter zwischen 20 und 30 Jahren in die Praxen.[1]

In den 1990er Jahren schuf John Lee aus den USA den Begriff »Östrogendominanz«. Er machte dabei auf die Wichtigkeit des Progesteronspiegels aufmerksam, gleichzeitig beschrieb er die hormonell wirkenden

Schadstoffe aus unserer Umwelt. Diese Stoffe werden als Umwelthormone oder Xenohormone bezeichnet. Sie besetzen die körpereigenen Östrogenrezeptoren und haben dort eine stärkere Wirkung als das körpereigene Östrogen. Diese Rezeptoren befinden sich vor allem im Brustgewebe, in der Gebärmutter, im Gehirn und in den Knochen.

Phytoöstrogene aus den Pflanzen können eine östrogene (also ersetzende) oder eine antiöstrogene Wirkung haben. Das heißt, bei einem Mangel wirkt das pflanzliche Östrogen wie das körpereigene und aktiviert die Östrogenrezeptoren. Und bei einem Östrogenüberschuss besetzen sie die körpereigenen Östrogenrezeptoren, blockieren diese und das überschüssige Östrogen kann ausgeschieden werden. Deshalb kann eine pflanzliche Ernährung, die ein ausgewogenes Verhältnis von pflanzlichem Progesteron zu pflanzlichem Östrogen oder eine antiöstrogene Wirkung hat, einer Östrogendominanz entgegenwirken.

Typische Symptome bei Östrogendominanz:

- vermehrtes Auftreten von Allergien
- Endometriose
- Gewichtszunahme
- Insulinresistenz
- Morbus Hashimoto
- Myome
- Nervosität, innere Unruhe
- starke Menstruationsblutungen
- Wassereinlagerungen im Körper, Brustspannen

3. Phase: Östrogenmangel

Am Ende der Perimenopause sinkt dann der Östrogenspiegel stark ab. Nach der letzten Periode stellt der Körper die Östrogenproduktion in den Eierstöcken ganz ein. Der Körper versucht noch einmal gegenzusteuern, indem der Hypothalamus, die oberste Schaltzentrale (Seite 10), Signale an die Hypophyse sendet, damit sie die Ausschüttung des Hormons FSH steigert, womit die Östrogenproduktion in den Eierstöcken angeregt werden soll. Ohne Erfolg!

Die Produktion von Östrogen übernehmen in dieser Phase vollständig die Nebennieren, die häufig durch innere und äußere Stressfaktoren schon überlastet sind und zu wenig Hormone produzieren, was einen noch schneller sinkenden Östrogenspiegel zur Folge hat. Und schon ist der Stress-Hormon-Symptom-Teufelskreis voll im Gang.

Weiterhin versucht der Hypothalamus verstärkt, die Hypophyse zur Hormonproduktion anzuregen, um einen bestimmten Soll-Wert wieder herzustellen. Die Schaltzentrale gerät aus der Balance und es kann zu Störungen unter anderem im vegetativen Nervensystem, zum Beispiel mit der Wärmeregulation, im Herz-Kreislauf-System und beim Schlafrhythmus kommen. Die Hypophyse steigert die Ausschüttung des FSHs, aber die Eierstöcke reagieren nicht. An dem erhöhten FSH-Wert kann der Gynäkologe oder die Gynäkologin feststellen, dass eine Frau in den Wechseljahren (Perimenopause) angekommen ist.

Durch den sinkenden Östrogenspiegel kommt es im Körper zu einer relativen Testosterondominanz, wodurch sich die weibliche Figur verändert. In dieser Phase des Östrogenmangels ist es besonders wichtig, durch die spezifische Ernährung die Symptome, die in dieser extremen hormonellen Umstellung auftreten können, zu lindern oder ihnen entgegenzuwirken. Viel besser wäre es aber, vor Auftreten von Symptomen dem kommenden, unvermeidbaren Östrogenmangel vorzubeugen und vermehrt östrogenhaltige und pflanzliche Lebensmittel, die reich am Inhaltsstoff Beta-Sitosterol sind, zu verzehren.

Typische Symptome bei Östrogenmangel:

- Bluthochdruck
- Gedächtnisstörungen
- Gelenkbeschwerden
- Gewichtszunahme
- Haarausfall
- Harninkontinenz
- Hitzewallungen
- Libidoverlust
- Osteoporose
- Stimmungsschwankungen, weinerlich bis depressiv
- trockene Schleimhäute

Menopause als Chance

Mit der letzten Menstruation beginnt die Menopause. Erst ein Jahr nach der letzten Blutung weiß frau sicher, dass sie in der Menopause angekommen ist/war. Diese Phase wird dann als Postmenopause bezeichnet.

Menopause klingt nach Pause, Stillstand, Endgültigkeit. Warum heißt es nicht »Phase

Mit Beginn der Pubertät steigen der Progesteron- und Östrogenspiegel an. Mit Mitte 30 sinkt der Progesteronspiegel langsam, aber stetig. Die Empfängnisbereitschaft nimmt ab und hormonelle Symptome der Dysbalance können auftreten. Ab Ende 40 sinkt dann der Östrogenspiegel ab und typische Symptome des Östrogenmangels können auftreten.

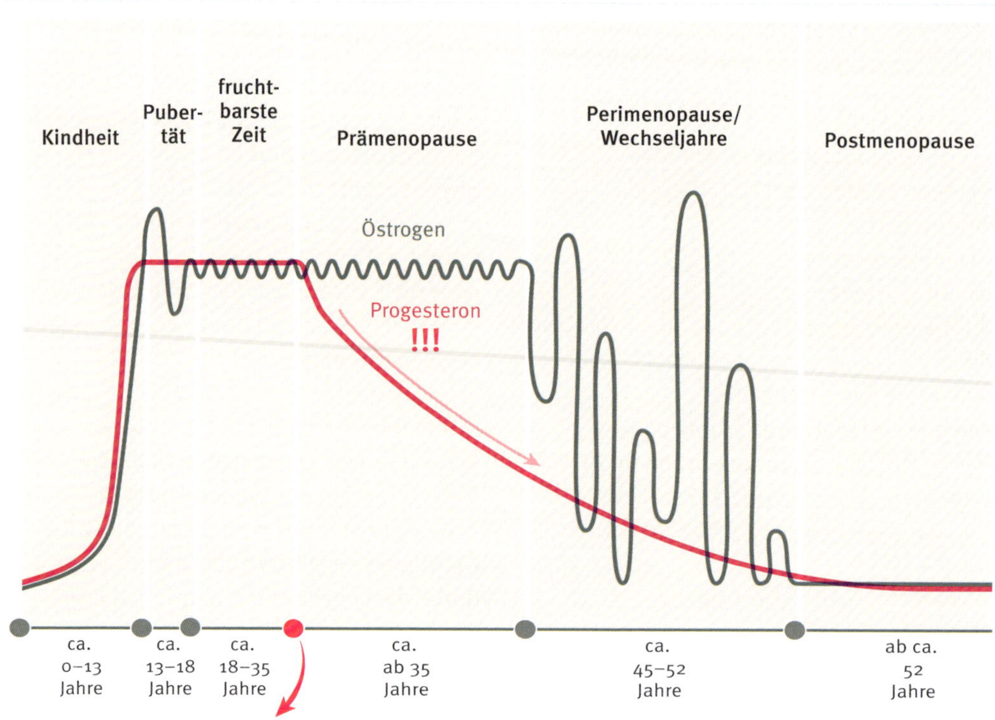

Orfanos-Boeckel H. Nährstofftherapie. 1. Aufl. Stuttgart: TRIAS; 2022

der hormonellen Befreiung« oder »Phase der hormonellen Selbstbestimmung«? Das Hormonsystem unterliegt nicht mehr den monatlichen Schwankungen und hat weniger Einfluss auf das Gefühlsleben. Frauen kümmern sich in dieser Zeit nicht mehr vorrangig um Haus, Kinder und Familie, sondern mehr um sich selbst. Das gibt die Chance, die Dinge zu tun, die frau wirklich will – ohne das »hormonelle schlechte Gewissen«.

Genau das ist das Positive am sinkenden Östrogenspiegel: Frauen gehen weniger Kompromisse ein und besinnen sich mehr auf sich. Das bietet die Chance für neue Perspektiven auf sich selbst und darauf, das Leben zu entdecken. Es ist die Chance, für sich ein neues Gleichgewicht und eine neue Ordnung im Leben zu finden.

Warum ist (Kraft-)Sport so wichtig?

Aufgrund des geringeren Energieverbrauches, der früher für die Eizellenreife und den Aufbau der Gebärmutterschleimhaut im Zyklus verbraucht wurde, verringert sich unser Kalorienverbrauch in den Wechseljahren um etwa 400 kcal pro Monat. Das ist auch ein Grund dafür, dass bei gleicher Ernährung das Gewicht langsam nach oben steigt. Zum geringeren Energieverbrauch kommt gleichzeitig der physiologische Abbau von Muskelgewebe und damit fast proportional die Zunahme von Fettgewebe hinzu. Dadurch kommt es zu einem veränderten Fettverteilungsmuster von den Hüften zum Bauch.

Um den Muskelabbau aufzuhalten, empfehlen Physiotherapeuten und Sporttrainerinnen zweimal die Woche ein Ganzkörper-Krafttraining. Dabei sollten alle großen Muskelgruppen trainiert werden, also Brust-, Rücken-, Bauch-, Gesäß- und Beinmuskulatur. Zusätzlich empfiehlt sich zweimal pro Woche ein 20- bis 30-minütiges Ausdauertraining, zum Beispiel Fahrradfahren, Nordic Walking oder Joggen. Das stärkt das Herz-Kreislauf-System und das Immunsystem. Gleichzeitig wird der Stoffwechsel angeregt und Energie verbrannt. Dabei ist für den Muskelaufbau und die Gesundheit im Alter eine ausgewogene Ernährung mit ausreichender, bedarfsdeckender Nährstoffzufuhr notwendig.

Äußere Einflüsse auf den Hormonstatus

Auch Stoffe aus der Umwelt und Stress können unser Hormonsystem negativ beeinflussen. Dagegen helfen Entgiftung, bestimmte Fettsäuren und pflanzliche Hormone.

Viele äußere Einflüsse wirken auf unser Hormonsystem ein. Neben körperlichen und emotionalen Belastungen sowie einseitiger, nährstoffarmer Ernährung haben hormonell wirksame Substanzen aus der Umwelt, sogenannte endokrine Disruptoren (Endocrine Disrupting Chemicals, EDCs), einen starken Einfluss und können das sensible Hormonsystem aus der Balance bringen. Diese Substanzen sind in allen Bereichen des Lebens zu finden. Laut der Weltgesundheitsorganisation (WHO) gelten etwa 800 Chemikalien als potenziell hormonwirksame Substanzen, bei 300 wurde die gesundheitsschädliche hormonelle Wirkung nachgewiesen. Schon 2013 stufte die WHO diese chemischen Substanzen als »globale Bedrohung« ein.[2]

Hormonelle Belastungen aus der Umwelt

Umwelthormone befinden sich in der Atemluft, in Produkten des täglichen Gebrauchs, in Einrichtungsgegenständen, in der Kleidung, in Lebensmitteln und im Wasser. Sie werden über die Lungen, die Haut und den Verdauungstrakt in den Körper aufgenommen.

In der Atemluft können sich EDCs frei bewegen oder an Staub oder Mikroplastik gebunden sein. So gelangen sie über die Lungen mit dem Sauerstoffaustausch ins Blut. In Kosmetikprodukten werden sie als Konservierungsstoffe und UV-Filter verwendet. In der Kleidung sind sie als Kunstfasern und als Flammschutzmittel enthalten und kommen so über die Haut in unseren Körper. Aus Plastikverpackungen gelangen EDCs in Lebensmittel, sie sind aber auch in Pestiziden wie Glyphosat enthalten. So werden sie im Dünndarm mit den Nährstoffen in den Körper aufgenommen. Nach neuesten Erkenntnissen nehmen Pflanzen auch direkt Mikroplastik über die Wurzeln auf und können mit den darin enthaltenen hormonwirksamen Substanzen belastet sein.[3]

So kommen wir alle täglich in Kontakt mit den hormonwirksamen Substanzen wie Parabenen, Phthalaten, Padimaten sowie UV-Filtern und vor allem mit Bisphenol A (BPA). Wahrscheinlich ist jede einzelne Aufnahme sehr gering, doch die Summe aller aufgenommenen hormonwirksamen Substanzen nimmt großen Einfluss auf unser Hormonsystem.

Bisphenol A

Die britischen Biochemiker Charles Dodd und Wilfried Lawson entdeckten 1936 das Bisphenol A (BPA), als sie versuchten, ein synthetisches Östrogen, das dem weiblichen Östrogen entspricht, zu finden. Zu dieser Zeit wurde als Verhütungsmittel das Östrogen aus der Milch trächtiger Stuten gewonnen, was aufwendig und teuer war. Das BPA hatte eine relativ schwache östrogene Wirkung und war deshalb für die medizinische Verwendung uninteressant.

An der Case Western University entdeckte Patricia Hunt mit ihrem Team die Möglichkeit, aus BPA Kunststoff herzustellen. Durch spezielle Verfahren entstehen Polycarbonat, Epoxidharze und Polyester. Seitdem ist BPA für die Kunststoffindustrie unentbehrlich und mit 3,8 Millionen Tonnen jährlich die am meisten produzierte Industriechemikalie weltweit.

In der Wissenschaft bestand lange die Annahme, dass Bisphenol A nicht vom Körper aufgenommen wird. Das ist ein Irrtum, denn schon im Jahr 2002 konnte der Toxikologe Gilbert Schönfelder an der Universität Würzburg BPA im Blut von Schwangeren, im Nabelschnurblut und im Urin von Neugeborenen nachweisen.[4]

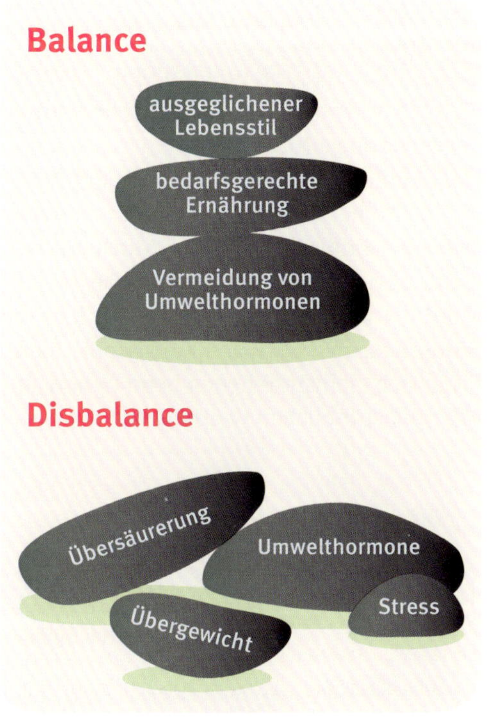

Ursachen für Hormon-Dysbalancen können in unserem Lebensstil liegen.

Einerseits ist BPA der Ausgangsstoff von Kunststoffen, Harzen und Flammschutzmittel, andererseits wird es Kunststoff und Plastikprodukten zugesetzt, um sie stabiler, bruchsicherer und reißfester zu machen. In fast allen Haushaltsgeräten, zum Beispiel Wasserkochern, Kaffeemaschinen, Plastikverpackungen, Vorratsbehältern, Kinderspielzeug, Mikrowellen- und Kindergeschirr, Elektro- und Elektronikgeräten, ist BPA zu finden. Außerdem wird es in Trinkflaschen und als Innenbeschichtung von Konservendosen und Tetrapaks verarbeitet. Seit 2013 ist die Verwendung in der EU in Babyflaschen verboten.[5]

Mikroplastik

Mikroplastik sind Plastikpartikel, die kleiner als 5 Millimeter groß und mit bloßem Auge nicht zu erkennen sind. Sie entstehen durch Verwitterungsprozesse, bei denen größere Plastikteile, die in die Umwelt gelangt sind, sich zu immer kleineren Teilchen zersetzen. Daneben können sie auch aus Kunststoffbekleidung ausgewaschen werden. Das meiste Mikroplastik entsteht durch den Abrieb von Autoreifen, aber auch von Kunststoffsohlen lösen sich kleinste Teilchen beim Gehen ab. Mikroplastikteilchen werden auch Kosmetikprodukten als Füllstoff oder Peeling zugesetzt.

Laut einer Studie des internationalen Beratungsunternehmens Dalberg im Auftrag des WWF (World Wide Fund for Nature) nehmen wir pro Woche Mikroplastik in der Menge einer Kreditkarte auf. Je nach Kunststoffart befinden sich hormonwirksame chemische Substanzen darin, die das Hormonsystem negativ beeinflussen können. Eine Alternative ist »Bioplastik« aus Holz oder Bambus, es ist biologisch abbaubar. Allerdings gibt es für Bioplastik keine einheitli-

Checkliste zur Aufnahme von Umwelthormonen (EDCs)

Kreuzen Sie die Aussagen an, die auf Sie zutreffen, und zählen Sie alle Kreuze zusammen.

- Meine Getränke befinden sich überwiegend in Plastikflaschen. ○
- Ich kaufe selten Bio-Obst und -Gemüse. ○
- Meine Aufbewahrungsbehälter für Lebensmittel sind aus Plastik. ○
- Ich verwende Mikrowellengeschirr aus Kunststoff. ○
- Meine Pflegeprodukte enthalten Parabene. ○
- Ich verzehre häufig Lebensmittel aus Konservendosen. ○
- Meine Kosmetikprodukte enthalten UV-Filter. ○
- Bei der Arbeit habe ich viel Kontakt mit Plastikutensilien. ○
- Ich verzehre häufig in Plastik verpackte Lebensmittel. ○
- Beim Sport verwende ich Getränkeflaschen aus Plastik. ○
- Ich erhitze Wasser in einem Wasserkocher aus Plastik. ○
- Meine Küchenutensilien bestehen überwiegend aus Plastik. ○

Auswertung:
0 bis 2 Kreuze: Die Belastung mit vermeidbaren Umwelthormonen scheint eher gering zu sein.
3 bis 5 Kreuze: Die Belastung mit hormonwirksamen Substanzen und mögliche Symptome scheinen wahrscheinlich.
mehr als 5 Kreuze: Die Wahrscheinlichkeit einer hormonellen Dysbalance durch EDCs ist sehr hoch.

che Kennzeichnung – achten Sie darauf, dass es kompostierbar ist.[6]

Ihre persönliche Belastung mit Umwelthormonen können Sie mithilfe der Checkliste (Seite 20) herausfinden.

Wasser ist nicht gleich Wasser

Ein Erwachsener besteht zu 60 bis 70 Prozent aus Wasser, deshalb sollten wir täglich mindestens 30 Milliliter pro Kilogramm Körpergewicht trinken, am besten stilles Wasser, ungesüßten Tee, zur Not Mineralwasser mit Kohlensäure und Schorle.

Der Pro-Kopf-Verbrauch in Deutschland von Mineral- und Heilwasser lag im Jahr 2022 bei 129,5 Litern.[7] Leider greifen die meisten Menschen zu Plastikflaschen, weil sie leichter zu transportieren sind und nicht kaputtgehen, wenn sie herunterfallen. Aber auch Wasser kann Mikroplastik und Umwelthormone enthalten. Nur wenige Menschen machen sich darüber Gedanken, dass sie dadurch vermehrt Mikroplastik und Umwelthormone, die aus dem Plastik in die Getränke übergehen, aufnehmen. Auf diesem Wege kommen hormonwirksame Substanzen wie Phthalate und Bisphenol A in den Körper und können das Hormonsystem aus der Balance bringen.

Da wir über die Nahrung bereits häufig zu viel Salz zu uns nehmen, sollte der Natriumgehalt des Mineralwassers unter 20 mg/l und das Bikarbonat oder Hydrogencarbonat bei über 1.500 mg/l liegen. Bikarbonat ist ein basisch wirkender Bestandteil der Kohlensäure und kann Säuren neutralisieren.

Auch Leitungswasser kann belastet sein, zum Beispiel durch Rückstände von Medikamenten wie der Antibabypille, die über den Urin ins Abwasser und dann ins Klärwerk gelangen. Wenn dort nicht alle chemischen Substanzen herausgefiltert werden, können Reste zurückbleiben. Die Wasserqualität können Sie beim zuständigen Wasserwerk erfragen. Wer es genau wissen will, sollte das Wasser aus seinem Wasserhahn in einem Labor überprüfen lassen.

Parabene

Parabene sind Konservierungsstoffe und schützen Produkte vor Keimbefall. Sie sind vor allem in Pflegeprodukten und Kosmetikartikeln zu finden. Laut dem Amt für Risikobewertung haben Parabene einen schwach uterotrophen Effekt, das bedeutet, sie sorgen dafür, dass die Gebärmutterschleimhaut aufgebaut wird. Parabene werden unter anderem Shampoos, Duschgels, Cremes und Lippenstiften zugesetzt, sind aber auch in Wandfarben, Lacken und Pflegeprodukten für Möbel zu finden.

Phthalate

Phthalate sind sogenannte Weichmacher. Sie gehören zu den schwer flüchtigen organischen Verbindungen. Das bedeutet, sie sind nicht fest an einen Stoff gebunden, sondern dünsten langsam, aber stetig aus und binden sich dann schnell an andere Materialien in der Luft wie Staub und Mikroplastik. Phthalate machen Pflegeprodukte geschmeidiger, Kapseln von Arzneimitteln flexibler und verlängern deren Haltbarkeit. Bodenbeläge und vor allem Kunststoffverpackungen machen sie elastischer. Außerdem werden sie in Möbeln, Einrichtungsgegenständen, Elektrogeräten und Elektronik, Kleidung und Kinderspielzeug verwendet. Sie wurden vom

Amt für Risikobewertung als reproduktionsgefährdend eingestuft.[8]

Padimate

Padimate sind eine wasserunlösliche ölige Flüssigkeit, die in »wasserfesten« Cremes und Sonnencremes, in Kosmetika wie Mascara und Makeup und in Lippen- und Lippenpflegestiften zu finden ist. Sie setzen die Schilddrüsenfunktion herab.

UV-Filter

Hormonwirksame chemische UV-Filter wie Octinoxate, Octrocylen und Benzophen werden 90 Prozent aller handelsüblichen Sonnenschutzmittel zugesetzt. Außerdem sind sie auch in Kosmetik- und Pflegeprodukten zu finden. Sie aktivieren den Aufbau der Gebärmutterschleimhaut.

Goldene Milch unterstützt die Entgiftung

Goldene Milch ist auch unter dem Namen »Golden Milk« oder »Kurkuma Latte« bekannt. Die wichtigsten Zutaten, denen einige positive Wirkungen auf Wohlbefinden und gesundheitsfördernde Prozesse zugeschrieben werden, sind Kurkuma, Zimt und Ingwer.

Kurkuma hat eine entzündungshemmende Wirkung, die in verschiedenen Studien belegt wurde. Da die Bioverfügbarkeit des Curcumins sehr gering ist, sollte die Aufnahme mit anderen Zutaten wie schwarzem Pfeffer und Öl unterstützt werden. Curcumin ist stoffwechselanregend und wirkt gegen Verdauungsstörungen. Die mögliche Vorbeugung gegen Krebs, Demenz- und Herz-Kreislauf-Erkrankungen sowie die entgiftende, antioxidative und cholesterinspiegelsenkende Wirkung werden untersucht.

Ingwer enthält viel Vitamin C, wirkt immunstärkend, kreislaufanregend, antirheumatisch, antientzündlich und hemmt die Verbreitung von Viren. Bei Magenproblemen und Übelkeit hat er einen beruhigenden und verdauungsregulierenden Effekt.

Zimt: Die wichtigste Eigenschaft von Zimt ist die blutzuckerregulierende Wirkung. Achten Sie auf die Sorte des Zimts: Ceylon-Zimt enthält gegenüber Cassia-Zimt deutlich weniger Cumarin. Cumarin gilt als leberschädigend und möglicherweise kanzerogen.

Neben den gesundheitlichen Aspekten ist der Verzehr der Goldenen Milch ein Genuss und steigert das Wohlbefinden: Die Schärfe von Ingwer und Pfeffer wirkt aktivierend und erzeugt ein wohliges, warmes Körpergefühl!

Detoxen für die Hormonbalance

»Detox« kommt aus dem Englischen und bedeutet »entgiften«. Detoxen ist ein neuer Trend, der in der heutigen Zeit und speziell in den Wechseljahren ein fester Bestandteil im Leben sein sollte.

Das Reinigen des Körpers ist bereits über 3000 Jahre alt, früher hieß das bei uns Fasten- oder Entschlackungskuren. Beim Detoxen geht es um die Unterstützung der Selbstreinigung des Körpers. Dafür ist unser Körper eigentlich optimal ausgestattet mit Leber, Nieren, Darm, Lunge und dem Abtransport über Blut und Lymphe.

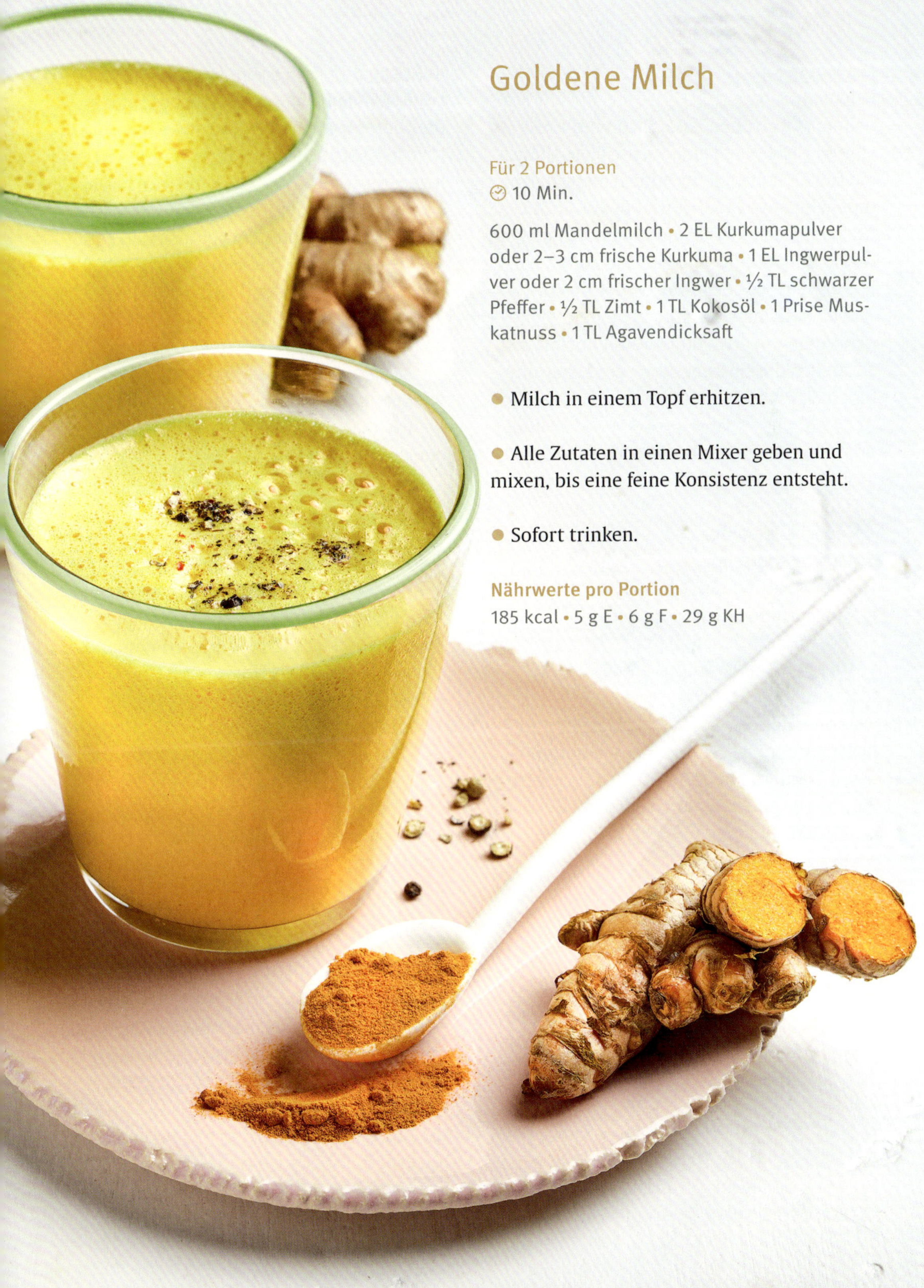

Goldene Milch

Für 2 Portionen
10 Min.

600 ml Mandelmilch • 2 EL Kurkumapulver oder 2–3 cm frische Kurkuma • 1 EL Ingwerpulver oder 2 cm frischer Ingwer • ½ TL schwarzer Pfeffer • ½ TL Zimt • 1 TL Kokosöl • 1 Prise Muskatnuss • 1 TL Agavendicksaft

- Milch in einem Topf erhitzen.

- Alle Zutaten in einen Mixer geben und mixen, bis eine feine Konsistenz entsteht.

- Sofort trinken.

Nährwerte pro Portion
185 kcal • 5 g E • 6 g F • 29 g KH

Doch in der heutigen Umwelt gibt es deutlich mehr Schad- und Giftstoffe, die wir aufnehmen, als früher. Zusätzlich wird unser Stoffwechsel durch einen stressigen Alltag, die Hormonumstellung, eine nährstoffarme unregelmäßige Ernährung, die Zufuhr hoher Mengen an Kaffee und Alkohol, Rauchen, wenig Schlaf und weniger Nähe zur Natur überfordert. Er bekommt zu viel zugeführt und kann nicht mehr alles ausleiten. Ab einem Alter von etwa 40 Jahren reduziert sich zusätzlich die Leistungskraft der Leber um bis zu 60 Prozent.

Anzeichen für einen zu stark belasteten Körper:

- Hautprobleme
- Gewichtszunahme
- häufige Kopfschmerzen
- Müdigkeit und Antriebslosigkeit
- Konzentrationsschwierigkeiten
- Verdauungsprobleme
- Allergien, Intoleranzen

Während der Zeit des Detoxens sollten Sie Ihren Körper nicht nur von innen heraus reinigen, sondern am besten auch die weitere Zufuhr von außen stoppen oder mindestens reduzieren.

Verzichten Sie beim Detoxen auf:

- Genussmittel, Kaffee, Nikotin
- alle tierischen Lebensmittel
- Getreide
- Zucker
- Fast Food, Fertigprodukte
- Zusatzstoffe

Die Leber – unser inneres Reinigungssystem

Die Leber ist die Entgiftungszentrale unseres Körpers. Sie baut Stoffwechselendprodukte ab und reinigt den Körper von Schadstoffen, indem sie wasserlösliche Stoffe an die Nieren weiterleitet, damit sie mit dem Urin ausgeschieden werden können. Fettlösliche Stoffe werden über den Darm ausgeschieden. Bei unserem heutigen Lebensstil in Kombination mit dem veränderten Stoffwechsel ab Mitte 30 und der hormonellen Umstellung hat es der Körper schwer, alle Einlagerungen und Rückstände von Medikamenten, Pestiziden, Schwermetallen, Zusatzstoffen, Umweltgiften und -hormonen wieder auszuscheiden. Voraussetzung für die optimale Aufnahme von Nährstoffen ist ein gesunder Darm.

Wichtig beim Detoxen:

1. Die Entgiftungssysteme arbeiten nur dann reibungslos, wenn alle »Helfer-Nährstoffe« wie Vitamine, Mineralstoffe, Spurenelemente und sekundäre Pflanzenstoffe in ausreichender Menge zur Verfügung stehen.
2. Zusätzlich benötigen Sie Absorbenzien, zum Beispiel Spirulina, Chlorella, Heilerde, Vulkangestein, die die Schwermetalle an sich binden und aus dem Körper leiten können.
3. Achten Sie auf Ihren Säure-Basen-Haushalt, damit Ihr Stoffwechsel gut arbeiten kann.[9]

Der Darm – Zentrum der Gesundheit

Der Darm macht den größten Teil unseres Immunsystems aus. Er ist mit Millionen von Bakterien besiedelt, die neben unterschiedlichen Stoffwechselleistungen vor allem Abwehrarbeit leisten. Die Darmflora, auch Mikrobiom genannt, wird durch Einnahme von Antibiotika, aber auch durch Cortison und Schmerzmittel gestört. Außerdem verändert eine langanhaltende Stressbelastung die

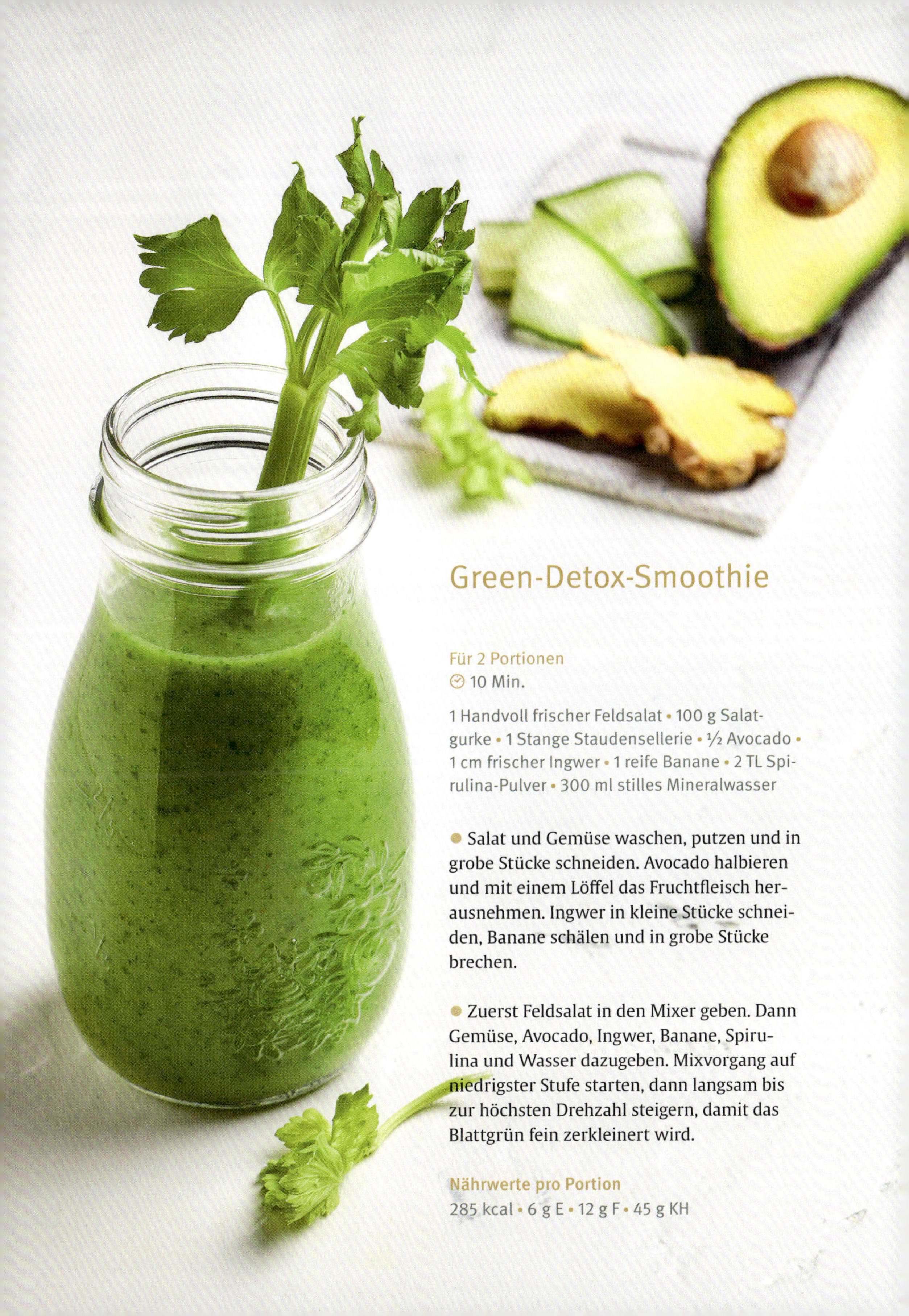

Green-Detox-Smoothie

Für 2 Portionen
⏲ 10 Min.

1 Handvoll frischer Feldsalat • 100 g Salatgurke • 1 Stange Staudensellerie • ½ Avocado • 1 cm frischer Ingwer • 1 reife Banane • 2 TL Spirulina-Pulver • 300 ml stilles Mineralwasser

● Salat und Gemüse waschen, putzen und in grobe Stücke schneiden. Avocado halbieren und mit einem Löffel das Fruchtfleisch herausnehmen. Ingwer in kleine Stücke schneiden, Banane schälen und in grobe Stücke brechen.

● Zuerst Feldsalat in den Mixer geben. Dann Gemüse, Avocado, Ingwer, Banane, Spirulina und Wasser dazugeben. Mixvorgang auf niedrigster Stufe starten, dann langsam bis zur höchsten Drehzahl steigern, damit das Blattgrün fein zerkleinert wird.

Nährwerte pro Portion
285 kcal • 6 g E • 12 g F • 45 g KH

Zusammensetzung von Darmbakterien. Gleichzeitig können sich im Darm befindliche Hefepilze vermehren und ausbreiten.

Die Folge ist eine geschwächte Immunabwehr, die Nahrung wird nicht ausreichend verdaut und durch die gestörte Verdauung können sich Gärungsalkohole bilden, die über den Darm zur Leber transportiert werden und sie belasten. Auch dadurch kann der Auf- und Abbau von Hormonen gestört werden.

Außerdem wird im Darm bis zu 90 Prozent des Serotonins gebildet, das unser Wohlbefinden positiv beeinflusst und bakteriellen Infektionen vorbeugt. Eine Studie des Teams um Vanessa Sperandio vom Southwestern Medical Center in Dallas (Texas) fand heraus, dass Serotonin im Darm die Anzahl der Escherichia-coli-Bakterien verringert, die Auslöser für Darm- und Harnwegsinfektionen sein können.

Eine gesunde Darmflora ist daher das Fundament einer bestmöglichen Verdauung, der optimalen Aufnahme von Nährstoffen und für ein körperliches Wohlbefinden. Die Aufnahme von probiotischen Lebensmitteln oder eine Substitution mit probiotischen Präparaten über einen Zeitraum von sechs bis acht Wochen ist sinnvoll, um die Darmflora positiv zu beeinflussen (Bezugsquellen im Serviceteil, Seite 159).

Fettsäuren für die Hormonbalance

Der Tagesenergiebedarf an Fett beträgt nach Empfehlungen der DGE (Deutsche Gesellschaft für Ernährung) 30 Prozent. Die optimale Aufteilung beträgt maximal 10 Prozent gesättigte Fettsäuren, mindestens 10 Prozent einfach ungesättigte (Omega-9-Fettsäuren) und maximal 10 Prozent mehrfach ungesättigte Fettsäuren. Dazu zählen die beiden Omega-3- und -6-Fettsäuren. Weiterhin empfiehlt die DGE, dass 0,5 Prozent der am Tag aufgenommenen Energie bei gesunden Menschen, die keinen Sport treiben, aus Omega-3-Fettsäuren stammen sollte. In Deutschland liegt die tatsächliche Aufnahme jedoch weit unter diesen Empfehlungen.[10]

Aromatase und Östrogenspiegel

Aromatase ist ein Enzym im Fettgewebe, das den Östrogenspiegel erhöht. Östrogene führen zu Fetteinlagerungen im Körper, besonders an den Hüften und am Bauch. Dieses Fettgewebe enthält besonders viele Östrogenrezeptoren und steigert die körpereigene Östrogenproduktion. Zusätzlich kommt es zur vermehrten Bildung des Enzyms in den Fettzellen der Leber und des Brustgewebes. Da Östrogene vor allem am Brustgewebe als karzinogen wirkendes Hormon betrachtet werden, spielt das Enzym eine besondere Rolle bei Brustkrebs. Aromatase verstärkt die Östrogendominanz im Körper. Ein Mangel an den Mikronährstoffen Zink, Magnesium, Selen und Vitamin D können die Aromatase-Aktivität verstärken. Bei hormonabhängigen Brustkrebserkrankungen nach der Menopause oder nach einer Eierstockentfernung werden Aromatasehemmer eingesetzt.

Wichtig ist das Verhältnis von Omega-6- zu Omega-3-Fettsäuren. Ideal ist 2:1 bis 5:1. Früher betrug das Verhältnis 1:1, heute liegt es bei 15:1 bis 30:1, was zu hohen Entzündungswerten im Körper führt. Dadurch steigt das Risiko für Krankheiten und bereits entstandene entzündliche Erkrankungen verschlechtern sich.[11]

Omega-6-Fettsäuren:

- Linolsäure (LA), Arachidonsäure (AA)
- sind enthalten in Distelöl, Sonnenblumenöl, Sonnenblumenkernen, Maiskeimöl, Kürbiskernöl, tierischen Lebensmitteln aus Massentierhaltung, Fast Food, Fertiggerichten
- helfen bei der Blutgerinnung, der Gefäßverengung, dem Hormonaufbau

Omega-3-Fettsäuren:

- Alpha-Linolensäure (ALA), Eicosapentaensäure (EPA), Docosahexaensäure (DHA)
- ALA ist enthalten in Leinöl, Hanföl, Chiasamen, Walnüssen, Walnussöl, Rapsöl
- EPA/DHA sind enthalten in fetthaltigen Seefischen wie Sardinen, Hering, Makrele, Sardellen, Heilbutt, Thunfisch und Algen
- haben positive Auswirkungen auf die Flexibilität der Zellwand, sind Bausteine der Zellwand und von Hormonen, übertragen Impulse im Nervensystem, haben eine entzündungshemmende Wirkung, wirken gegen Arteriosklerose und koronare Herzerkrankungen, weil sie die Verklumpung der Blutplättchen und damit den Verschluss von Blutgefäßen verhindern können, aber auch indem sie das Hormonsystem wieder ins Gleichgewicht bringen, den Stoffwechsel regulieren und zusätzlich das Immunsystem aktivieren.

Die aus tierischen (marinen) Quellen stammenden Fettsäuren EPA und DHA können im Körper sofort verwendet werden. Die Fettsäuren aus pflanzlichen Lebensmitteln, vor allem die ALA, müssen im menschlichen Stoffwechsel erst in EPA und DHA umgebaut werden, bevor sie verwertet werden können.

Wie hoch der Anteil an ALA ist, der vom Organismus umgebaut werden kann, hängt von vielen Faktoren ab. Der Umbau lässt im Alter nach und ist auch vom hormonellen Zustand abhängig. Deshalb lässt sich der Anteil nicht allein durch die mit der Nahrung zugeführte Menge bestimmen. Geschätzt wird, dass nur etwa fünf bis zehn Prozent zur Verfügung stehen.

Bedarf und Empfehlungen

Um den Bedarf an Omega-3-Fettsäuren zu decken, sollten Sie mindestens zweimal pro Woche fettreiche Meerestiere, zum Beispiel 150–200 g Fisch, essen. Bei dieser Empfehlung muss aber auch auf die starke Belastung mit Schwermetallen und Mikroplastik hingewiesen werden. Jüngere Fische sind besser, zum Beispiel Hering und Makrele, als ältere Raubfische wie Thunfisch.

Gehalt von Omega-3-ALA-Fettsäuren in pflanzlichen Lebensmitteln

Lebensmittel	ALA g/100 g
Chiasamen	18
Hanföl	20
Leinöl	52
Leinsamen, geschrotet	17
Rapsöl	9
Walnüsse	7
Walnussöl	12

Bei pflanzlichen Ölen ist Rapsöl zum Dünsten von Gemüse zu empfehlen und Leinöl für die kalte Küche. Geschroteter Leinsamen enthält ebenfalls die Omega-3-ALA-Fettsäuren und eignet sich als Zugabe zu Müsli oder Joghurt. Als angenehmen Nebeneffekt kurbelt er die Verdauung an, ist positives Futter für die Bakterien der Darmflora und sorgt für ein langes Sättigungsgefühl.[12]

Omega-3-Nahrungsergänzungsmittel

Es gibt zahlreiche Nahrungsergänzungsmittel mit pflanzlichen und/oder tierischen Omega-3-Fettsäuren auf dem Markt. Der Klassiker darunter sind Kapseln mit Lachsöl. Achten Sie hierbei besonders auf Qualität, denn Tiere und Algen nehmen Verschmutzungen aus dem Meer auf. Prüfen Sie also die Produkte auf verlässliche Reinigungsverfahren und Schadstoffentfernung. Hochkonzentrierte Fischölkapseln bilden bei der Verstoffwechselung Alkohole und belasten den Stoffwechsel.

Zur Herstellung des Körpergleichgewichts empfiehlt sich eine Tagesdosis von 2000 mg Omega-3 DHA/EPA, zum Beispiel Bio-Lachsöl-Kapseln, Algen- oder Fischöl (Bezugsquellen im Serviceteil, Seite 159).

Studie zu Omega-3-Fettsäuren

Janice K. Kiecolt-Glaser und ihr Team am Ohio State University College of Medicine führten über vier Monate eine Doppelblind-Beobachtungsstudie an 138 gesunden Frauen durch. »Doppelblind« bedeutet, dass weder Ärztinnen und Ärzte noch Patientinnen wissen, wer welche Behandlung erhält. Das Durchschnittsalter der Teilnehmerinnen betrug etwas mehr als 50 Jahre. Sie waren alle übergewichtig und ihr Lebensstil war bewegungsarm. Die Frauen wurden in drei Gruppen eingeteilt: Eine Gruppe bekam ein Placebo, die anderen beiden erhielten ein Nahrungsergänzungsmittel mit 2,5 oder 1,25 Gramm Omega-3-Fettsäuren pro Tag.
Die Forschenden untersuchten verschiedene Entzündungswerte im Blut der Teilnehmerinnen. Der Entzündungsmarker Interleukin-6 sank bei den Teilnehmerinnen, die Omega-3-Fettsäuren erhielten, um zehn (1,25 Gramm/Tag) beziehungsweise zwölf (2,5 Gramm/Tag) Prozent. Bei den Frauen aus der Kontrollgruppe stiegen diese Entzündungswerte hingegen um 36 Prozent. Der Tumornekrosefaktor stieg in der Kontrollgruppe um 12 Prozent. Die Teilnehmerinnen, die Omega-3-Fettsäuren eingenommen hatten, erfuhren dagegen einen um 0,2 bis 2,3 Prozent sinkenden Wert dieses Faktors.
Eine ausreichende Aufnahme von Omega-3-Fettsäuren kann folglich eindeutig Entzündungen im Körper vorbeugen bzw. vorhandene Entzündungen eindämmen und Entzündungswerte senken. Die Ergebnisse dieser Studie belegen aufs Neue, dass essenzielle Fettsäuren wie die Omega-3-Fettsäuren ein wichtiger Bestandteil unserer Ernährung sein sollten.

Hormon-Dysbalance durch Stress

Die sogenannten Stresshormone sind lebenswichtig für die Aufrechterhaltung der Herz-Kreislauf-Funktion, die Sauerstoffversorgung und den Energiestoffwechsel. Eine Dauerstressbelastung hat allerdings einen großen negativen Einfluss auf unser Hormonsystem. Neben Noradrenalin, Dopamin und Adrenalin ist Cortisol ein wichtiges Stresshormon.

In akuten Stresssituationen schüttet der Körper die Stresshormone Adrenalin und Noradrenalin aus. Unser Herzschlag und die Atmung werden schneller, unser Blutdruck steigt, die Muskulatur wird verstärkt durchblutet, wir sind auf Kampf oder Flucht vorbereitet.

Cortisol wird bei ausgeglichener Stoffwechsellage nachts gebildet und steht dem Körper morgens in höchster Konzentration für einen schwungvollen Start in den Tag zur Verfügung. Bei langanhaltenden Stresssituationen wie emotionaler Belastung, körperlichen Verletzungen, schweren Krankheiten und Operationen oder existenziellen Sorgen wird Cortisol vermehrt ausgeschüttet.

Es wird in der Nebennierenrinde gebildet. Der Hypothalamus regt durch das Corticotropin-Releasing-Hormon (CRH) die Hypophyse an, das Adrenocorticotrope Hormon (ACTH) auszuschütten, das wiederum die Nebennierenrinde anregt, Cortisol auszuschütten. Die tägliche Ausschüttung beträgt 10–60 mg, in Stresssituationen etwa 240 mg. Die Cortisol-Ausschüttung unterliegt einem circadianen Rhythmus und ist für einen ruhigen Schlaf nachts am niedrigsten.

Wirkung einer dauerhaften Stressbelastung

Bei hoher Stressbelastung wird mehr Cortisol und weniger Progesteron produziert, da sie aus dem gleichen Grundgerüst gebildet werden. Ein erhöhter Cortisolspiegel bedingt wiederum einen erhöhten Blutzuckerspiegel. Beim Abbau der Stresshormone in der Leber entstehen Säuren, die den Stoffwechsel zusätzlich belasten.

Bei Dauerstress sinkt der DHEA-Spiegel (Dehydroepiandrosteronacetat), wodurch die Gedächtnisleistung abnimmt. Physiologisch sinkt der DHEA-Spiegel im Alter ab 50 Jahren, das höchste Niveau liegt zwischen dem 20. und 30. Lebensjahr. Vor der Menopause wird 50 bis 75 Prozent der Östrogene aus DHEA gebildet, nach der Menopause 100 Prozent.

Folgen von Dauerstress:

- erhöhter Blutzuckerspiegel
- gehemmte Fettverbrennung
- Heißhungerattacken
- erhöhte Gefahr einer Insulinresistenz
- erhöhtes Risiko einer Typ-2-Diabetes-Erkrankung
- verminderte Ausscheidung von Natrium, führt zur Blutdruckerhöhung
- erhöhte Ausscheidung von Kalium, führt zu Herzrhythmusstörungen
- erhöhte Ausscheidung von Kalzium, stört die Knochenbildung
- unterdrückte Kollagensynthese
- überlastete Leber, stört die Entgiftungsleistung
- überlastete Nebennieren, dadurch zu wenig Cortisol, um dem Stress entgegenzuwirken, Folgen:
  - Antriebslosigkeit
  - andauernde Müdigkeit
  - depressive Verstimmung

- innere Unruhe
- Ein- und Durchschlafstörungen

Hier wird deutlich, wie vernetzt das Hormonsystem ist und wie wichtig die Reduktion von Stressfaktoren für ein ausbalanciertes Hormonsystem ist, besonders während der hormonellen Umstellung in den Wechseljahren. Ein geregelter Tagesrhythmus und ein erholsamer Schlaf reduzieren die Stressanfälligkeit des Körpers und stabilisieren den Stoffwechsel und das Hormonsystem.

Um einen Überblick über Ihren Stresslevel zu bekommen, füllen Sie die Checkliste zur Stressbelastung (Seite 30) aus.

Bei Dauerstress reagiert unser vegetatives Nervensystem, indem es zur Überaktivierung des Sympathikus kommt. Sein Gegenspieler ist der Parasympathikus, der für Ruhe und Entspannung sorgt. Beide regulieren sich im ausgeglichenen Zustand gegenseitig.

Checkliste zur Stressbelastung

Kreuzen Sie die Symptome an, die auf Sie zutreffen. Zählen Sie anschließend alle Kreuze zusammen.

- ○ Ich bin nachts häufig länger wach.
- ○ Bis ich einschlafe, dauert es länger als 20 Minuten.
- ○ Mir gehen viele Gedanken durch den Kopf, das Abschalten fällt mir schwer.
- ○ Ich schaffe es kaum oder gar nicht, Gewicht zu verlieren.
- ○ Ich komme morgens schwer in Gang.
- ○ Ich habe häufig Muskelverspannungen.
- ○ Meine Konzentrationsfähigkeit ist gestört.
- ○ Ich habe häufig Heißhungerattacken.
- ○ Ich leide unter Stimmungsschwankungen oder bin oft weinerlich.
- ○ Ich habe eine Neigung zu innerer Unruhe und Überaktivität.
- ○ Ich möchte jederzeit für alle da sein und kann schwer Nein sagen.

Auswertung:
0 bis 2 Kreuze: Körper, Geist und Seele scheinen in Balance zu sein.
3 bis 5 Kreuze: Sie scheinen sich in einer Stresslage zu befinden.
mehr als 5 Kreuze: Es besteht dringender Handlungsbedarf, die Stressfaktoren zu reduzieren.

Wirkungen von Sympathikus und Parasympathikus

Auswirkung auf	Sympathikus	Parasympathikus
Blutdruck	erhöht	sinkt
Atmung	erhöhte Frequenz, flach	tiefer, ruhiger
Blutgefäße	eng gestellt	weit gestellt
Verdauung	verminderte Peristaltik und Sekretion von Verdauungssäften	verstärkte Peristaltik
Körpertemperatur	erhöht sich, vermehrtes Schwitzen	vermindert sich
Energie	Abbau von Energiereserven	Aufbau Energiereserven
Pupillen	erweitern sich	verengen sich
Schlaf	Neigung zum Wachsein bzw. zu Schlafproblemen	normale Müdigkeit, gesundes Schlafbedürfnis
Muskulatur	angespannter Muskeltonus, erhöhte Durchblutung	schlaffer Muskeltonus
Leistung	gesteigert	herabgesetzt
Energiereserven	Abbau	Aufbau
Stimmung	erhöhte Reizbarkeit, innere Unruhe	Ausgeglichenheit, Entspannung

Schlafen Sie sich schlank

Jede Stunde weniger Schlaf senkt den Leptinspiegel um fünf Prozent und gleichzeitig steigt der Bedarf an Selen um fünf Prozent. Leptin ist für das Sättigungsgefühl im Gehirn zuständig, bei einem niedrigen Spiegel kommt es zum Hungergefühl. Selen ist notwendig für die Entgiftung des Körpers und um das inaktive Schilddrüsenhormon T4 in das aktive T3 umzuwandeln. Selenhaltige Lebensmittel finden Sie in der Tabelle »Mikronährstoffe in Lebensmitteln« (Seite 148). Steigt der Leptinspiegel, wird die Schilddrüsenfunktion heruntergefahren.

Übersäuerung verstärkt die hormonelle Dysbalance

Die Konzentration der Wasserstoffionen dient als Marker für Säuren im Körper. Er wird als pH-Wert bezeichnet. Der Körper hält den pH-Wert auf einem konstanten Niveau. Der physiologische pH-Wert liegt bei Menschen bei 7,4, er ist relativ neutral. Haben wir zu viel Säuren im Körper, sinkt der pH-Wert ab und wir übersäuern. Die Aufrechterhaltung des physiologischen pH-Werts ist zum Beispiel für die Funktion von Proteinen oder die Durchlässigkeit von Zellwänden wichtig. Aber auch die Funktion von Organen und Gelenken und die Fließeigenschaften des Blutes hängen davon ab. Die Puffersysteme und die beteiligten Organe (Niere, Leber und Lunge) fangen überschüssige Wasserstoffionen ab und stellen ein Gleichgewicht her.

So bleibt der Haushalt im Gleichgewicht

Eines der wichtigsten Puffersysteme im menschlichen Körper ist der Hydrogencarbonat-Kohlensäure-Puffer. Hydrogencarbonat sind negativ geladene Ionen. Sie fangen positiv geladene Wasserstoffionen ab, dabei entsteht Kohlenstoffdioxid und die Wasserstoffionen sind neutralisiert. Dieser Vorgang findet im Blut statt. Die Lunge ist diesem Puffer ebenfalls zugeordnet, weil sie das Kohlenstoffdioxid abatmet.

Die Niere kümmert sich um das Ausschleusen von Wasserstoffionen aus nicht flüchtigen Stoffen. Die Hauptquelle dieser Art ist der Stoffwechsel von schwefelhaltigen Aminosäuren wie Methionin und Cystein. In der Leber können einige Säuren metabolisiert werden, sodass diese abgebaut und als Energiequelle genutzt werden können.

Störung der Säure-Basen-Bilanz

Zu viel Säure stört die Balance im Körper. Säuren entstehen durch eine säuernde Ernährung. Aber auch Stress, Medikamente, Rauchen, Alkohol, zu viel oder zu wenig Bewegung lassen den Säurespiegel steigen. Ist die Konzentration an Wasserstoffionen im Körper zu hoch, muss das Hydrogencarbonat zu viel puffern und seine Vorräte gehen dem Ende entgegen. Die Konzentration an Wasserstoffionen steigt und der pH-Wert sinkt.

Außerdem nimmt die Last auf die Niere zu, da sie mehr und mehr Wasserstoffionen aus dem Körper transportieren muss, irgendwann ist sie überfordert. Für eine Weile kann der Körper solche übersäuerten Ausnahmezustände ausgleichen, aber nach anhaltender erhöhter Zufuhr kommt es zu einer Übersäuerung, die sich durch verschiedenste Symptome äußern kann.

Anzeichen einer gestörten Säure-Basen-Bilanz

Anzeichen für eine Übersäuerung verstecken sich oftmals gut getarnt hinter »Alltagsproblemchen«. Auf die Feststellung: »Ich habe Kopfschmerzen« folgt die logische Konsequenz: »Da habe ich wohl zu viel aufs Handy geschaut.« Schlafprobleme werden schnell mit »zu viel Gedankenkarussell« abgetan und eine miese Laune durch Stress oder belastende Umweltsituationen erklärt.

Wenige wissen, dass diese Symptome auch auf eine Übersäuerung des Körpers zurückzuführen sind. Auch ein erhöhter Blutdruck, erhöhte Entzündungswerte und Antriebslosigkeit können Anzeichen dafür sein. Allergien, Verdauungsprobleme und sogar Diabetes können dadurch entstehen.

Einfluss der Ernährung auf die Säure-Basen-Bilanz

Täglich werden im Körper zwischen 50 und 100 mmol Wasserstoffionen gebildet. Damit der Haushalt ausgeglichen bleibt, muss die gleiche Menge an Wasserstoffionen von der Niere wieder ausgeschieden oder durch Hydrogencarbonat zurückgewonnen werden. Je nachdem wie groß die Säurelast eines Lebensmittels ist, wird es der säuernden oder der basisch wirkenden Gruppe zugeordnet.

Lebensmittel mit einem hohen Gehalt an schwefelhaltigen Aminosäuren (Cystein, Methionin) wirken sauer. In der Verstoffwechselung dieser Aminosäuren entsteht Schwefelsäure, die im Blut durch Hydrogencarbonat abgepuffert wird. Viele schwefelhaltige Aminosäuren befinden sich in eiweißreichen Lebensmitteln wie Fleisch- und Wurstwaren, in Fisch, Milch und Milchprodukten, Soja, Eiern und Hefe.

Basenbildende Bestandteile in der Ernährung sind Alkalisalze organischer Säuren, zum Beispiel Natriumcitrat. Während der Verstoffwechselung entsteht Hydrogencarbonat und der Puffer wird gestärkt. Der Gehalt dieser basisch wirkenden Alkalisalze ist vor allem in Obst, Gemüse und Zitrussäften (am besten Direktsäfte), mineralstoffreichem Mineralwasser und Apfelessig besonders hoch.

Eine säurereiche Ernährung muss aber nicht in einer Übersäuerung des Körpers enden, denn der Ausgleich mit basisch wirkendem Obst, Gemüse und Fruchtsäften ist entscheidend. Für einen Überblick über Ihre Säure-Basen-Bilanz füllen Sie die Checkliste aus (Seite 33).

Checkliste zum Säure-Basen-Haushalt

Kreuzen Sie die Symptome an, die auf Sie zutreffen. Zählen Sie anschließend alle Kreuze zusammen.

- Ich neige zu Erkältungen oder Allergien. ○
- Ich muss häufig aufstoßen oder habe Sodbrennen. ○
- Ich neige zu Haut- oder Fußpilzerkrankungen. ○
- Mein Schweiß riecht häufig unangenehm. ○
- Ich habe zwei- bis dreimal im Monat Kopfschmerzen. ○
- Ich neige zu chronischer Müdigkeit. ○
- Meine Muskulatur ist häufig verspannt. ○
- Mein Urin ist eher dunkelgelb und stark riechend. ○
- Ich komme morgens schwer in Gang. ○
- Ich habe weiche, eingerissene Nägel. ○
- Ich habe sprödes, glanzloses, zu Spliss neigendes Haar. ○
- Ich schwitze häufig übermäßig stark. ○

Auswertung:
0 bis 2 Kreuze: Ihr Körper scheint sich in einer ausgewogenen Säure-Basen-Bilanz zu befinden.
3 bis 5 Kreuze: Sie sollten fünf der zehn Tipps (S. 34) für eine ausgeglichene Säure-Basen-Bilanz berücksichtigen.
mehr als 5 Kreuze: Es besteht dringender Handlungsbedarf und Sie sollten alle zehn Tipps für eine ausgeglichene Säure-Basen-Bilanz umsetzen.

Wirkungen von Säuren und Basen im Körper

Auswirkung auf	bei Übersäuerung	bei basischer Lage
Blutdruck	erhöht sich	sinkt
Atmung	beschleunigt sich	beruhigt sich
Blutzucker	erhöht sich	sinkt
Stoffwechsel	wird angekurbelt	verlangsamt sich
Körpertemperatur	erhöht sich	vermindert sich
Hormone	vermehrte Ausschüttung von Adrenalin, Thyroxin und Östrogen	Anstieg des Insulins, des Thymussekrets und des Gallenwirkstoffs Cholin
Entzündungen	Anfälligkeit erhöht sich	Anfälligkeit vermindert sich
Lymphgewebe	vergrößert sich	verringert sich
Schlaf	Neigung zum Wachsein, zu Schlafproblemen	normale Müdigkeit, gesundes Schlafbedürfnis
Leistungsfähigkeit	antriebslos, schlapp, rasche Ermüdung	Spannkraft, erhöhte Ausdauer
Wirkung des Sonnenlichtes	empfindlich	weniger empfindlich
vegetatives Nervensystem	Anregung des Sympathikus, unruhig, aktiv, nicht zur Ruhe kommen	Anregung des beruhigenden Parasympathikus
Stimmung	bedrückt, schlechte Laune, depressiv	gehoben, fröhlich, gute Laune

Zehn Tipps für eine ausgeglichene Säure-Basen-Bilanz

1. Nehmen Sie zum Start ein Säure-Basen-Präparat ein (Bezugsquellen im Serviceteil, Seite 159).
2. Sorgen Sie für eine Stressreduktion oder wenden Sie Entspannungsmethoden an, zum Beispiel Meditation, Yoga.
3. Essen Sie täglich zwei Hände voll Obst und drei Hände voll Gemüse.
4. Trinken Sie täglich 30 Milliliter Flüssigkeit pro Kilogramm Körpergewicht (am besten noch 500 Milliliter mehr), bis Ihr Urin durchsichtig ist und nicht mehr riecht. Ein Liter davon sollte basischer Kräutertee sein, zum Beispiel Löwenzahntee. Trinken Sie abwechslungsreich, nicht immer nur den gleichen Kräutertee. Es gibt auch gute, fertige Basen-Teemischungen. Achten Sie bei allen Tees auf Bioqualität.
5. Trinken Sie stilles mineralstoffreiches Mineralwasser. Es sollte maximal 50 mg/l Natrium (Na), mindestens 100 mg/l Magnesium (Mg), über 300 mg/l Kalzium (Ca) und über 1 500 mg/l Bicarbonat (HCO_3) enthalten.
6. Reduzieren Sie Ihren Alkoholkonsum auf zwei bis drei Gläser pro Woche und Ihren Kaffeekonsum auf maximal 250 ml pro Tag.
7. Reduzieren Sie Zucker in Form von Süßigkeiten, Limonaden und Gebäck auf zwei bis drei Portionen pro Woche.

Spirulina – ein echtes Superfood

Spirulina-Algen gehören zu den ältesten Nahrungsmitteln und wurden unter anderem schon von den Azteken verwendet. Aufgrund ihrer Nährstoffdichte forscht die NASA am Algenanbau im All für dortige Langzeitaufenthalte und die WHO fördert den Algenanbau gegen Mangelernährung in der Welt.
Spirulina hat einen pH-Wert von 9 bis 11, was sie zu einem idealen Basenlieferanten macht. Weil Spirulina in Salzseen und nicht im Meer wächst, hat sie einen geringen Jodgehalt und kann auch bei Schilddrüsenerkrankungen eingenommen werden. Außerdem stärkt sie das Immunsystem, hemmt die Histamin-Ausschüttung bei allergischen Reaktionen, ist stoffwechselanregend und hat einen hohen Gehalt an Chlorophyll, dem grünen Pflanzenfarbstoff. Neben der entgiftenden und entzündungshemmenden Wirkung hat Chlorophyll eine antioxidative Wirkung und kann die Sauerstoffbindung des Hämoglobins in den roten Blutkörperchen verbessern und somit die Sauerstoffversorgung in den Zellen unterstützen. Neben der Aminosäure Tryptophan enthält die Spirulina-Alge wichtige Mineralstoffe wie Kalzium und Magnesium, die Spurenelemente Eisen und Zink und viele Vitamine: B_1, B_2, B_6, B_9, B_{12} und E. Weil es keine Qualitätsstandards gibt, existieren hohe qualitative Unterschiede. Achten Sie deshalb beim Kauf auf Bio-Aquakultur-Anbau nach deutschem Standard.

8. Reduzieren Sie Ihren Fleisch- und Wurstkonsum auf drei bis maximal vier Portionen von 150 bis 200 Gramm pro Woche.
9. Nehmen Sie einmal pro Woche ein Basenbad mit 1 Beutel (25 g) Natron. Gehen Sie in die Sauna und gönnen Sie sich täglich eine Bürstenmassage.
10. Bewegen Sie sich täglich mindestens 20 Minuten an der frischen Luft.

Apfelessig für den Säure-Basen-Haushalt

Die Hauptbestandteile von Apfelessig sind Wasser, Essigsäure und ursprüngliche Nährstoffe des Apfels, wie Beta-Carotin, B-Vitamine, Vitamin C und Folsäure. An basischen Mineralstoffen bietet er Kalium, Magnesium und das Spurenelement Eisen. Er kann für die Energiegewinnung herangezogen werden. Nach dem Verbrennungsprozess bleiben Wasser und Kohlendioxid übrig, das ausgeatmet wird. Kohlendioxid wirkt sauer im Stoffwechsel und durch das Ausatmen entsäuern wir. Die im Apfelessig enthaltene Essigsäure regt die Produktion von Magensäure, Verdauungssäften und Speichel an und unterstützt dadurch die Verdauung.[13]

Apfelessigkur Zwei Teelöffel Apfelessig mit 200 Milliliter Wasser vermischen. Zwei- bis dreimal täglich trinken.

Apfelessig aktiviert den Stoffwechsel, weil er den Säure-Basen-Haushalt reguliert, die Verdauung anregt und so die Entgiftung fördert. Deshalb verwenden wir in unseren Rezepten Apfelessig oder Zitronensaft, denn auch Zitronensaft wirkt basisch und ist außerdem ein guter Vitamin-C-Lieferant für das Bindegewebe.

Wirkung von Phytohormonen

Pflanzen enthalten Hormone wie pflanzliches Progesteron und Östrogen. Sie zählen zu den sekundären Pflanzenstoffen und steuern das Wachstum und die Entwicklung der Pflanze. Dadurch besitzen sie die Fähigkeit, unser Hormonsystem positiv zu beeinflussen. Mit gezielter Ernährung können so der Progesteronspiegel erhöht sowie eine Östrogendominanz oder ein Östrogenmangel ausgeglichen werden. Die jeweiligen Symptome werden reduziert oder treten bei frühzeitiger Ernährungsumstellung gar nicht erst auf. In der Tabelle »Die beste Phytohormon-Lieferanten in Lebensmitteln« auf der hinteren Buchklappe innen finden Sie eine Übersicht. Auf die Verwendung dieser Phytohormone legen wir in unseren Rezepten besonderen Wert.

Die in den Pflanzen enthaltenen Stoffe sind eine Vorstufe des Progesterons oder sind dem körpereigenen Progesteron und Östrogen ähnlich und können so den jeweiligen Hormonstatus positiv beeinflussen. Das pflanzliche Östrogen besitzt, je nach Hormonstatus (Östrogenmangel oder Östrogendominanz), eine östrogene oder antiöstrogene Wirkung (Seite 15).

Eine Ausnahme ist Soja. Es besitzt ein gutes Verhältnis von Progesteron und Östrogen, hat somit eine ausgleichende Wirkung auf das Hormonsystem, dockt allerdings vor allem an bestimmten Östrogenrezeptoren des Brustgewebes an, ebenso wie Rotklee und Bockshornklee. Deshalb sind diese drei Pflanzen bei und nach Brustkrebserkrankungen zu meiden. Rotklee und Bockshornklee sind sehr gute Östrogenlieferanten bei Östrogenmangel.

Pflanzliche hormonell wirksame Inhaltsstoffe

Wir geben Ihnen hier einen Überblick über die hormonell wirksamen Inhaltsstoffe von Pflanzen.

Stigmasterol ist die Vorstufe des pflanzlichen Progesterons und wirkt dadurch der Östrogendominanz entgegen. Stigmasterol wirkt unterstützend beim Eisprung, wirkt Haarausfall entgegen, indem es das DHT blockiert, und fördert die Gedächtnisleistung.

Diosgenin ist das pflanzliche Progesteron. Es ähnelt dem menschlichen Progesteron, wodurch die steigernde Wirkung auf den Progesteronspiegel stärker ist als die von Stigmasterol. Es gibt allerdings nur wenige Pflanzen, die das »fertige« Progesteron enthalten, zum Beispiel Gurke, Spargel und Mönchspfeffer.

Beta-Sitosterol ist das pflanzliche Östrogen. Es kann den Östrogenspiegel regulieren, indem es östrogen oder antiöstrogen wirkt. Zusätzlich wirkt es positiv auf den Cholesterinspiegel, weil es das LDL (Low Density Lipoprotein) senkt und das HDL (High Density Lipoprotein) erhöht. Es unterstützt die Darmgesundheit, hilft bei Hautproblemen und wirkt schmerzlindernd bei Muskelschmerzen.

Campesterol wirkt weder progesteron- noch östrogenähnlich. Es ist ein Phytohormon, das den Stoffwechsel anregt und eine starke aufbauende (anabole) Wirkung besitzt, wodurch es den Muskelaufbau unterstützt. Es senkt die Blutfettwerte und hat so einen positiven Effekt auf das Herz-Kreislauf-System.

Brokkoli fängt freie Radikale

Diindolylmethan (DIM) aus Kreuzblütlern, zum Beispiel aus Blumenkohl, Brokkoli, Grünkohl und Rosenkohl, besitzt stark antiöstrogene Eigenschaften. Es reduziert schädliche Stoffwechselprodukte aus dem Östrogenstoffwechsel, wirkt der Östrogendominanz durch Umwelthormonen entgegen und besitzt so eine ausgleichende Wirkung auf das Hormonsystem. DIM wirkt als starkes Antioxidans, das freie Radikale im Körper bindet und dadurch unschädlich macht.

Freie Radikale sind sehr reaktionsfähige Stoffe, die aufgrund eines fehlenden Elektronenpaares auf der Suche nach einem Elektron sind, um sich zu stabilisieren. Dabei »klauen« sie anderen Atomen und Molekülen ein Elektron, wodurch sie diese zerstören. Die Entstehung freier Radikale bezeichnet man als oxidativen Stress. Rauchen, UV-Strahlen, Elektrosmog, chemische Substanzen, aber auch stark leistungsorientierter Sport, Bewegungsarmut, chronische Übersäuerung und Erkrankungen verstärken die Bildung freier Radikale. Sie schädigen die Zellfunktion und stören dadurch den Stoffwechselprozess, wodurch sich das Risiko für koronare Herzerkrankungen (KHK), Autoimmunerkrankungen und Krebs erhöhen kann. Als besonders wirksam gilt DIM aus Brokkoli.[14]

Laut dem Memorial Sloan-Kettering Cancer Center in New York hemmt DIM die Bildung neuer Blutgefäße bei Brust- und Prostatakrebs. Laut der American Association for Cancer Research reduziert die Behandlung mit DIM die Metastasenstreuung bis zu 80 Prozent. Als besonders wirksam gilt auch hier das DIM aus Brokkoli.

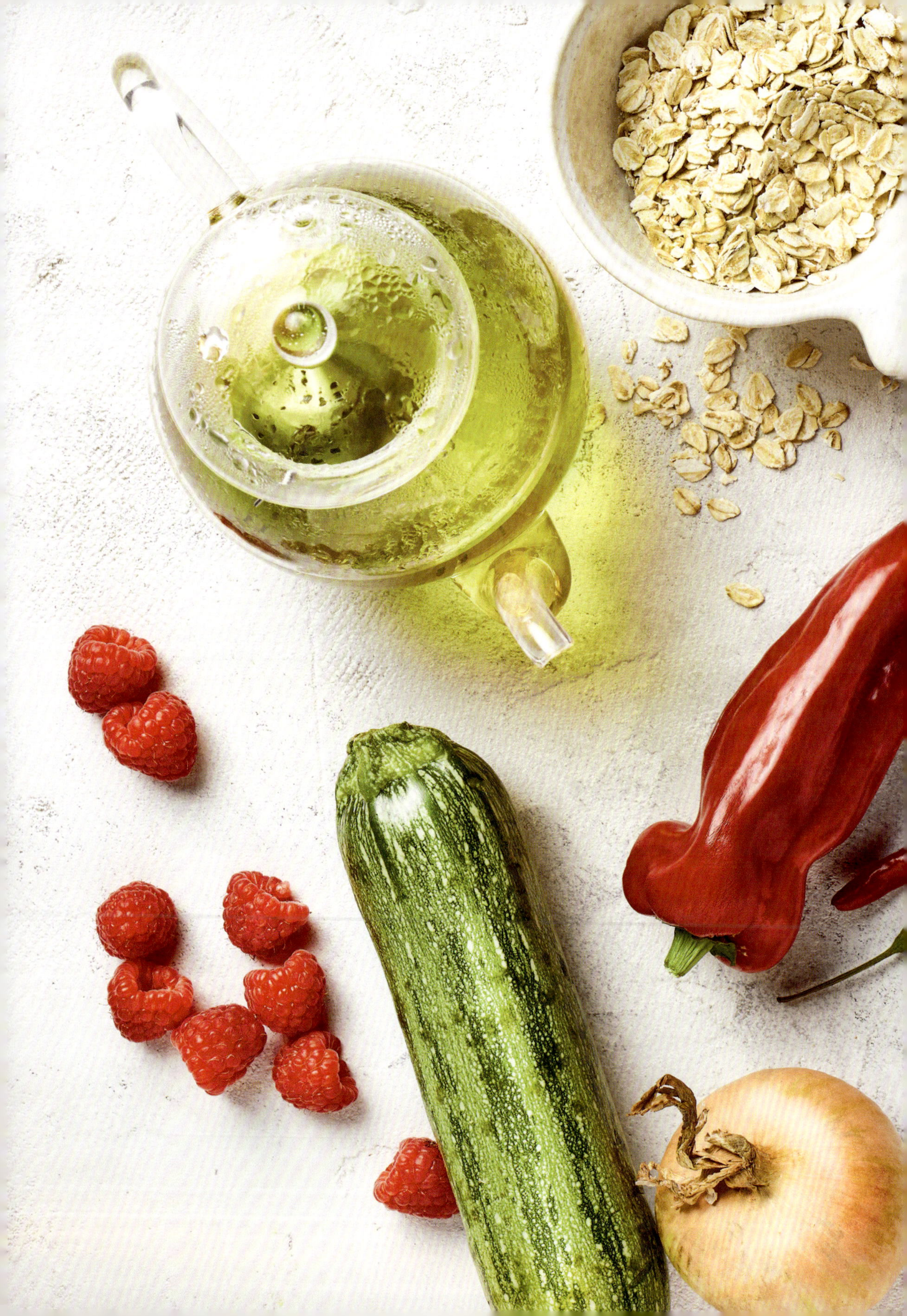

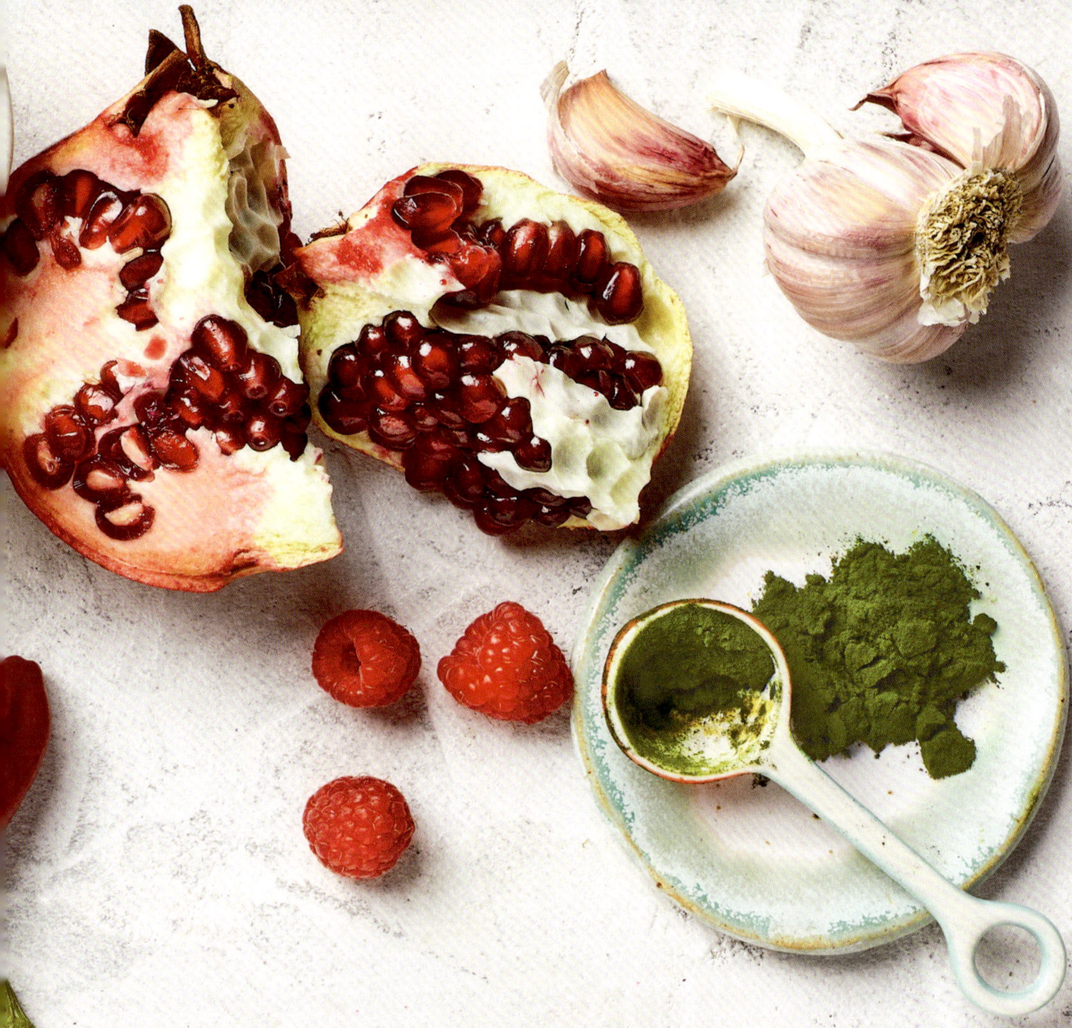

Hormonstatus und Mikronährstoffbedarf

Jeder Hormonstatus verursacht andere Symptome, die sich durch Ernährung, aber auch durch Einnahme von Mikronährstoffen und Aminosäuren lindern lassen.

Symptome und ihr Nährstoffbedarf

Je nach Hormonstatus verändert sich der Nährstoffbedarf. Die einzelnen daraus resultierenden Symptome haben einen spezifischen Bedarf an Mikronährstoffen.

In diesem Kapitel stellen wir die Symptome von Progesteronmangel, Östrogendominanz und Östrogenmangel vor und erläutern den jeweiligen Bedarf an Spurenelementen, Mineralstoffen, Vitaminen und Aminosäuren. Außerdem nennen wir hilfreiche Tees und Lebensmittel und geben wertvolle Tipps. Unser Hormonsystem lässt sich auch durch Phytohormone aus Pflanzen, zum Beispiel Diosgenin, Stigmasterol und Beta-Sitosterol ausgleichen. Mehr dazu lesen Sie im Kapitel »Wirkung von Phytohormonen« (Seite 36).

In der vorderen Buchklappe finden Sie eine Übersicht über den spezifischen Nährstoff- und Aminosäurenbedarf der Symptombilder. Außerdem haben wir zusammengestellt, welche Lebensmittel welche Mikronährstoffe (Seite 148) enthalten. Eine Tabelle »Vitamine in Lebensmitteln« können Sie unter dem folgenden Link herunterladen: https://extras.thieme.de/trias.htm. Welche Lebensmittel bestimmte Mikronährstoffe enthalten, die in den jeweiligen Hormonstatus besonders hilfreich sind, finden Sie in der Tabelle »Die besten Mikronährstofflieferanten nach Hormonstatus« (Seite 152).

Wenn die Symptome nicht durch die Ernährungsumstellung verschwinden, sollten über einen Zeitraum von acht bis zwölf Wochen die spezifischen Nährstoffe substituiert werden. Der Aminosäurenbedarf kann über Lebensmittel gedeckt werden.

Eventuell ist eine längere Einnahme von Mikronährstoffen sinnvoll, sprechen Sie darüber mit Ihrem Arzt, Ihrer Heilpraktikerin oder Ihrem Ernährungsberater. Beim Kauf von Tees und Nahrungsergänzungsmitteln achten Sie bitte unbedingt auf Bio-Qualität und eine umweltfreundliche Verpackung, zum Beispiel aus Glas. Im Serviceteil (Seite 159) finden Sie dazu einige Bezugsquellen. Für die Hormonbalance ist außerdem ein regelmäßiger Ausgleich des Säure-Basen-Haushaltes (Seite 32) und die Reduktion von Stressfaktoren nötig.

Progesteronmangel

Progesteron wird auch als das »gute-Laune-Hormon« bezeichnet und wirkt beruhigend auf das Nervensystem. Das Stresshormon Cortisol wird aus der gleichen chemischen Struktur wie das Progesteron gebildet, einem Steroid-Gerüst, das aus Cholesterin aufgebaut wird. Da beide Hormone aus dem gleichen Ausgangsstoff und über die gleichen Transportmechanismen im Körper verteilt werden, führt eine Dauerstressbelastung unweigerlich zu einem Progesteronmangel. Damit der Körper optimal auf Stresssituationen reagieren kann, wird immer zuerst Cortisol und erst danach Progesteron zur Verfügung gestellt. Um einem Progesteronmangel entgegenzuwirken, ist deshalb die Stressreduktion besonders wichtig. Wenn es keine anderen körperlichen Ursachen gibt, ist ein verkürzter Zyklus ein Anzeichen für einen niedrigen Progesteronspiegel.

Neben dem vermehrten Verzehr der Pflanzenstoffe Diosgenin und Stigmasterol aus Obst und Gemüse (Seite 36) ist eine Zufuhr von Vitamin B_6, Zink und Magnesium zur Steigerung des Progesteronspiegels notwendig.

Vitamin B_6 aktiviert die Progesteronsynthese. Ein Mangel an Vitamin B_6 kann einen sinkenden Progesteronspiegel zur Folge haben und so eine Östrogendominanz verursachen beziehungsweise verstärken. Deshalb wird eine tägliche Einnahme von 2 mg Vitamin B_6 empfohlen.

Zink: Auch ein Mangel am Spurenelement Zink kann einen Progesteronmangel begünstigen. Es regt die Ausschüttung des follikelstimulierenden Hormons (FSH) aus der Hypophyse an (Seite 13). Deshalb ist eine tägliche Einnahme von 25 mg Zink zu empfehlen. Die Einnahme sollte am besten ein bis zwei Stunden nach der letzten Mahlzeit erfolgen, damit die Aufnahme nicht durch andere Stoffe aus der Nahrung behindert wird.

Magnesium sorgt ebenfalls für die Balance zwischen Progesteron und Östrogen. Daher empfiehlt sich zusätzlich die tägliche Einnahme von 300 mg Magnesium über einen Zeitraum von zehn bis zwölf Wochen.

Pflanzen, die eine Progesteronspiegel steigernde Wirkung haben, sind vor allem Dill, Erdbeeren, Gurken, Kopfsalat, Meerrettich, Möhren, Pistazien, rote Paprika, Spargel und Süßkartoffeln.

Gewürze, die den Progesteronspiegel steigern, sind vor allem Mönchspfeffer und Papayasamen. Papayasamen können Sie trocknen und wie Pfeffer mahlen oder einfach als Topping verwenden.

Tee: Zusätzlich hilfreich ist das regelmäßige Trinken von Frauenmantel-, grünem und schwarzem Tee.

Im Folgenden gehen wir auf bestimmte Symptome ein, die aus einem Progesteronmangel resultieren.

Erschwerte Empfängnis

Sie sind am Beginn der Wechseljahre, wünschen sich noch ein Kind, aber es will nicht so recht klappen? Eine langfristig erhöhte emotionale und körperliche Belastung kann zu einem erhöhten Prolaktinspiegel führen. Prolaktin regt die Milchbildung in der Schwangerschaft an und verhindert die Eizellenreifung. Es wird von der Hypophyse ausgeschüttet und vom Hypothalamus kontrolliert und reguliert. Eine weitere Ursache für einen erhöhten Prolaktinspiegel kann eine Schilddrüsenunterfunktion sein, deshalb werden bei Empfängnisstörungen auch immer die Schilddrüsenhormone überprüft. Ohne Eisprung kommt es zu keiner Gelbkörperbildung und somit zu keiner Progesteronproduktion in den Eierstöcken.[15]

Zink regt die Ausschüttung vom FSH (follikelstimulierendes Hormon) aus der Hypophyse an, das die Eierstöcke zum Heranreifen einer Eizelle stimuliert. Vitamin C verbessert die Gelbkörperproduktion, Vitamin E wirkt gefäßerweiternd und blutverdünnend. Himbeerblättertee und Petersilie verbessern die Durchblutung und damit die Nährstoffversorgung des Beckens.

Aminosäuren: Lysin für den Hormonaufbau, Arginin für die Durchblutung der Eierstöcke und der Gebärmutter

Täglicher Nährstoffbedarf: Folsäure (Vitamin B_9): 300 µg, Vitamin C: 100 mg, Vitamin D: 1 000 IE, Zink: 25 mg, Omega-3: 1 TL Algenöl oder 1 EL Fischöl (2 g DHA/EPA)

Tee: Himbeerblättertee in der ersten Hälfte des Zyklus bis zum Eisprung: 2–3 Tassen täglich; dann Frauenmanteltee: 2–3 Tassen täglich

Lebensmittel: Buchweizen, Erdbeeren, Gurke, Kurkuma, Möhren, Petersilie, Süßkartoffeln

Tipps: Basilikum zur Förderung des Eisprungs, 2 EL Apfelessig täglich zur Verbesserung des Stoffwechsels und der Fruchtbarkeit, Vermeidung von Stress

Erhöhte Reizbarkeit und depressive Verstimmungen

Wie bereits erwähnt ist Progesteron unser »gute-Laune-Hormon«. Es reguliert die Stimmung und die Wahrnehmung und ist für ein optimales Wohlbefinden notwendig. Bei einem hohen Progesteronspiegel ist die Leistungsfähigkeit erhöht und die Reizbarkeit geringer. In der zweiten Hälfte des Zyklus, direkt nach dem Eisprung wird es vermehrt produziert, um die Gebärmutterschleimhaut auf die Einnistung vorzubereiten und gegebenenfalls eine Schwangerschaft aufrechtzuerhalten. Kommt es zu keiner Befruchtung, kann es durch den plötzlichen Hormonabfall zu Müdigkeit und Stimmungsveränderungen bis hin zu Wut, Ängsten und Depressionen kommen. Für den Stimmungsausgleich benötigt der Körper Serotonin, das aus Tryptophan gebildet wird. Für die Serotoninbildung werden die Vitamine B_3 und B_6 benötigt. Magnesium beruhigt die Nerven.

Aminosäuren: Tryptophan als Vorstufe von Serotonin, Methionin regt die Bildung von Tryptophan an.

Täglicher Nährstoffbedarf: Niacin (Vitamin B_3): 300 µg, Vitamin B_6: 2 mg, Magnesium: 300 mg

Tee: 2–3 Tassen Melissen-Baldrian-Tee täglich

Lebensmittel: Edamer, Hafervollkornflocken, Haselnüsse, Linsen, Sojabohnen, Walnüsse

Tipps: Nehmen Sie 2–3-mal täglich 3 Spirulina-Algen-Presslinge ein. Essen Sie zusätzlich täglich 1 TL Kakao oder Kakaonips als »Stresskiller«.

Haarausfall

Jede Störung im Verhältnis von Progesteron zu Östrogen kann einen Haarausfall zur Folge haben. Bei unklarem Haarausfall sollten immer auch die Schilddrüsenwerte T3, T4 und TSH überprüft werden. Sowohl ein Mangel als auch ein Zuviel an Schilddrüsenhormonen kann zu Haarausfall führen. Thyroxin (T4) ist das inaktive Schilddrüsenhormon, das in der Schilddrüse zu Trijodthyronin (T3) umgewandelt wird, TSH ist das regulierende Hormon der Hypophyse und Ferritin das Transporthormon für die Schilddrüsenhormone.

Zur Stärkung der Haare ist Kollagen wichtig. Zum Aufbau von kollagenen Fasern aus den Aminosäuren Lysin und Methionin ist Vitamin C notwendig. Um es im Dünndarm zu resorbieren, wird Zink benötigt. Das androgene Hormon DHT (Dihydrotestosteron) verkürzt die Wachstumsphase der Haarwurzeln. DIM (Diindolylmethan) aus Kohlgemüse und Basilikum wirken als DHT-Blocker und somit einem vorzeitigen Absterben der Haarwurzeln entgegen.

Aminosäuren: Lysin als DHT-Blocker, Methionin fördert das Haarwachstum.

Täglicher Nährstoffbedarf: Biotin (Vitamin B_7): 40 µg, Vitamin C: 100 mg, Zink: 25 mg, Vitamin D: 1.000 IE (bei starkem Haarausfall für 8 Wochen auf 2 000 IE erhöhen)

Tee: 2–3 Tassen grüner Tee täglich

Lebensmittel: Basilikum, Brokkoli, Buchweizen, Erdbeeren, Leinsamen, Meerrettich, Pinienkerne

Tipps: Nehmen Sie täglich Basilikum-Extrakt und DIM-Kapseln aus Brokkoli ein.

Hautprobleme

Für eine reine Haut ist ein ausgeglichenes Verhältnis von Progesteron zu Östrogen wichtig. Außerdem hemmt Progesteron den Abbau von Kollagen aus der Haut. Kollagen verbessert die Spannkraft, die Haut wirkt praller und frischer und kann besser mit Nährstoffen versorgt werden.

Wenn es zu keiner Befruchtung gekommen ist und der Progesteronspiegel kurz vor der Menstruation stark absinkt, wird die Haut schlechter durchblutet und die Talgdrüsen produzieren mehr Talg, was zu Verstopfungen der Poren und somit zu kleinen Entzündungsprozessen führen kann. In dieser Phase des Zyklus muss die Leber die freiwerdenden Hormone abbauen und kann durch die zusätzlich anfallende Arbeit überlastet sein. Dann übernimmt die Haut Entgiftungsaufgaben, um Schadstoffe aus dem Körper auszuleiten, was sich zusätzlich in Hautproblemen zeigen kann. Deshalb muss bei Hautproblemen immer die Leberentgiftung unterstützt werden.

Ein weiteres Anzeichen für eine Leberüberbelastung können auch zyklusbedingte Kopfschmerzen sein. Vitamin B_5 hilft gegen Hautentzündungen, Vitamin A, Niacin (Vitamin B_3) und Biotin (Vitamin B_7) verbessern die Hautstruktur und Vitamin C wird für den Kollagenaufbau benötigt.

Aminosäuren: Lysin und Methionin als Bausteine kollagener Fasern, Methionin fördert die Entgiftung.

Täglicher Nährstoffbedarf: Vitamin A: 4000 IE, Vitamin B-Komplex (B_3, B_5, B_7): angegebene Tageshöchstmenge des Herstellers, Vitamin C: 100 mg, Zink: 25 mg

Lebensmittel: Avocado, Brombeeren, Ingwer, Möhren, Kopfsalat, Kurkuma, Tomaten

Tee: 2–3 Tassen Klettenwurzeltee täglich, 2 Tassen grüner Tee täglich

Tipps: Wir empfehlen eine vegane Ernährung und die Reduzierung von Zucker- und Weißmehlprodukten.

Prämenstruelles Syndrom

Unter dem prämenstruellen Syndrom (PMS) werden wechselnde körperliche und psychische Symptome zusammengefasst, die in der zweiten Zyklushälfte auftreten. Am stärksten sind die Symptome etwa eine Woche bis einige Tage vor der Regelblutung, nach Einsetzen der Menstruation verschwinden sie wieder. Auf psychischer Ebene kommt es zu Stimmungsschwankungen von gereizt bis weinerlich, auf körperlicher Ebene zu migräneartigen Kopfschmerzen, Unterleibsschmerzen, Spannungsgefühl in der Brust und Verdauungsbeschwerden.

Die Ursache hat die Forschung noch nicht abschließend geklärt, denn die Symptome treten nicht in jedem Zyklus auf und können auch sehr unterschiedlich in ihrer Intensität sein. Wissenschaftler haben entzündungsfördernde Zytokine in den Eierstöcken und der Gebärmutterschleimhaut nachgewiesen, die vor der Menstruation Schmerzen verursachen, außerdem gibt es Anzeichen für einen gestörten Kalziumstoffwechsel. In einer Studie mit 38 Studentinnen ließ sich bei hohen Vitamin-D-Gaben eine deutliche Verbesserung der Symptomatik und der Entzündungsparameter feststellen. Am häufigsten betroffen sind Frauen ab dem 30. Lebensjahr.[16]

Achten Sie bei Kalzium- und Magnesiumeinnahmen auf ein Verhältnis 2:1. Kalzium ist für die Anspannung und Magnesium für die Entspannung der Muskulatur verantwortlich, außerdem regulieren sie den Säure-Basen-Haushalt.

Aminosäuren: Lysin gegen Schmerzen, Tryptophan für den Gehirnstoffwechsel

Täglicher Nährstoffbedarf: Vitamin D: 2 000 IE, Komplex mit Kalzium 800 mg und Magnesium 300 mg, Zink: 25 mg

Tee: 3–4 Tassen Baldrian-Melissen-Tee täglich

Lebensmittel: Bananen, Hafervollkornflocken, Kakao, Lachs, Süßkartoffeln, Vollkornreis, Walnüsse

Tipps: Vermeiden Sie Zucker und Alkohol und achten Sie auf ausreichend Bewegung.

Schlafstörungen

Wichtig für ein ausgeglichenes Hormonsystem ist ausreichender und vor allem erholsamer Schlaf. Dafür wird das Hormon Melatonin benötigt. Es wird in der Zirbeldrüse gebildet und reguliert den Schlaf-wach-Rhythmus. Bei Licht wird die Ausschüttung gestoppt und wir wachen auf beziehungsweise kommen nicht in die Tiefschlafphase. Deshalb benötigen wir für einen erholsamen Schlaf einen abgedunkelten Raum mit einer Raumtemperatur von idealerweise 15 bis 18 Grad.

Melatonin wird in der Dunkelheit aus dem sogenannten »Glückshormon« Serotonin gebildet, das wiederum aus der Aminosäure Tryptophan gebildet wird. Vitamin C sorgt

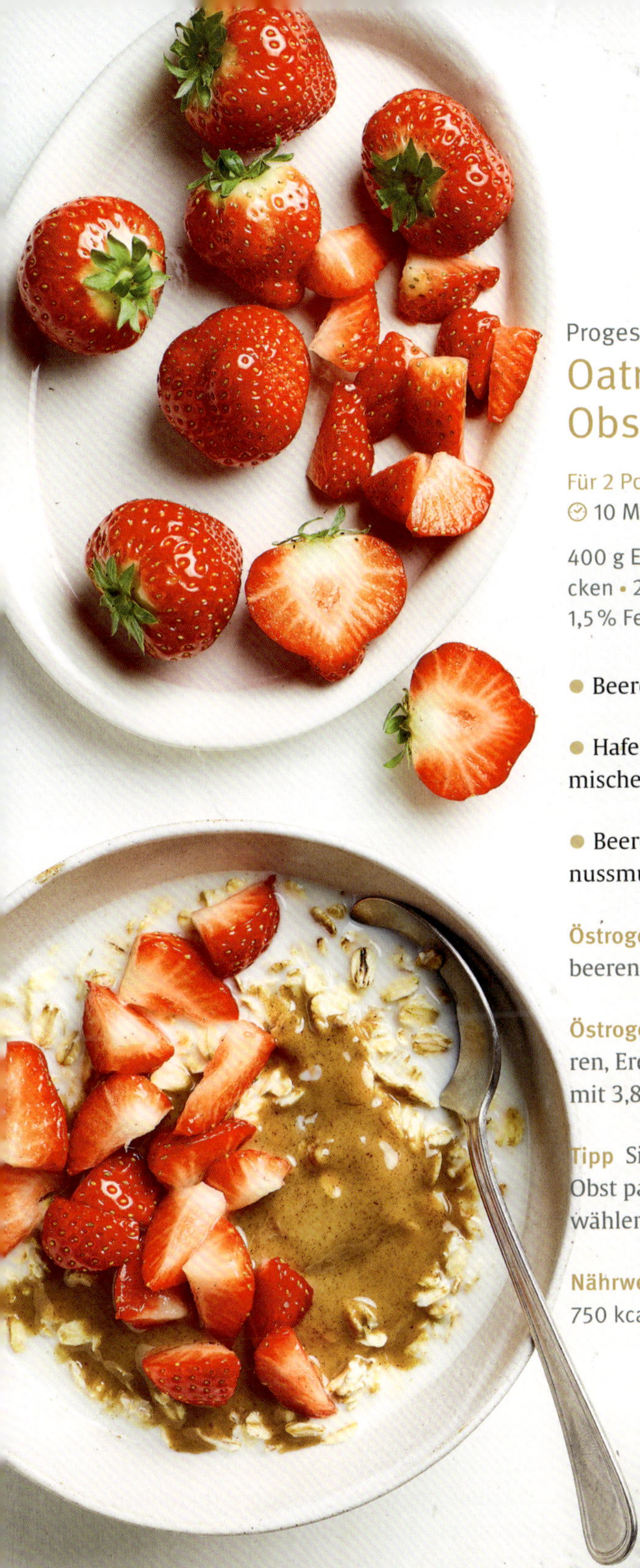

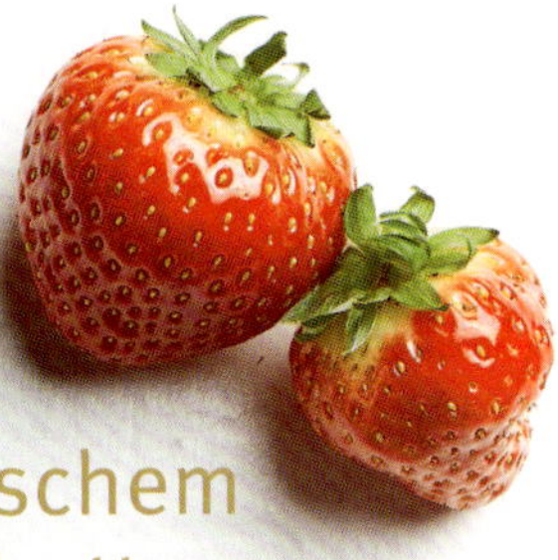

Progesteronmangel

Oatmeal mit frischem Obst und Nussbutter

Für 2 Portionen
⏱ 10 Min.

400 g Erdbeeren • 200 g Hafervollkornflocken • 2 EL Vanillezucker • 500 ml Milch, 1,5 % Fett • 4 EL Haselnussmus

- Beeren waschen und klein schneiden.
- Haferflocken mit Vanillezucker und Milch mischen und 5 Min. ziehen lassen.
- Beeren dazugeben und mit dem Haselnussmus toppen.

Östrogendominanz Himbeeren statt Erdbeeren

Östrogenmangel Himbeeren statt Erdbeeren, Erdnussmus statt Haselnussmus, Milch mit 3,8 % Fett statt fettarmer Milch

Tipp Sie können auch anderes saisonales Obst passend zu Ihrem Hormonstatus auswählen.

Nährwerte pro Portion
750 kcal • 32 g E • 25 g F • 83 g KH

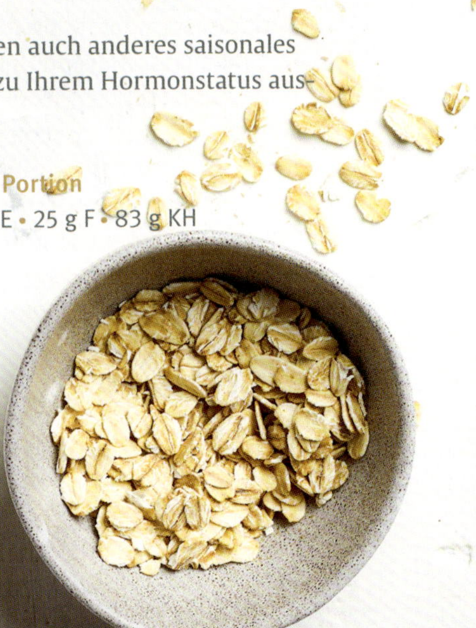

für die Umwandlung von Tryptophan zu 5-HTP (5-Hydroxytryptophan), der Vorstufe von Serotonin. Vitamin B_3 verbessert das Einschlafen und die Schlafqualität.

Aminosäuren: Tryptophan und Methionin regen die Serotoninbildung an.

Täglicher Nährstoffbedarf: Niacin (Vitamin B_3): 500 mg, Vitamin C: 100 mg, Magnesium: 300 mg

Tee: 2–3 Tassen Melissen-Hopfen-Baldrian-Tee täglich gegen Abend

Lebensmittel: Haselnüsse, Eier, Kakao, Soja, Spirulina-Algen, Süßkartoffeln, Walnüsse

Tipps: Gehen Sie möglichst jeden Tag zur gleichen Zeit ins Bett. Betätigen Sie sich 2–3-mal die Woche 30 Minuten sportlich.

Schmerzhafte Menstruation

Wenn es zu keiner Befruchtung gekommen ist, schüttet der Körper kurz vor der Menstruation das Gewebshormon Prostaglandin aus. Es bewirkt die Kontraktion der Gebärmuttermuskulatur, damit die Gebärmutterschleimhaut abgestoßen werden kann. Prostaglandine sind lokal wirkende Botenstoffe, die einerseits das Zusammenziehen von Muskelgewebe verursachen, andererseits wirken sie als Schmerzvermittler, indem sie die Schmerzwahrnehmung erhöhen, und sind an Entzündungsprozessen sowie an der Entstehung von Fieber beteiligt.

Prostaglandine werden aus Arachidonsäure, einer Omega-6-Fettsäure, aufgebaut, die vor allem in tierischen Produkten wie Fleisch, Eigelb und Milchprodukten, aber auch in Sonnenblumenkernen vorkommt. Die entzündungshemmende Alpha-Linolensäure, eine Omega-3-Fettsäure, wirkt als Gegenspieler der Arachidonsäure und wird als »gutes Prostaglandin« bezeichnet.[17] Außerdem können Olivenöl, Kurkuma und grüner Tee die Prostaglandine im Körper senken. Vitamin B_1 und Magnesium haben eine entkrampfende Wirkung auf die Muskulatur.

Aminosäuren: Isoleucin und Leucin zur Schmerzlinderung

Täglicher Nährstoffbedarf: Vitamin B_1: 250 mg, Magnesium: 300 mg, Omega-3: 1 TL Algen- oder 1 EL Fischöl (2 g DHA/EPA)

Tee: 2–3 Tassen Kamillentee und 2 Tassen grüner Tee täglich

Lebensmittel: Ananas, Bananen, Brokkoli, grünes Blattgemüse, Kurkuma, Soja, weiße Zwiebeln

Tipps: Nehmen Sie 1 TL Kakao während der Menstruation ein und vermeiden Sie Stress.

Östrogendominanz

Östrogendominanz kann sich in ganz unspezifischen Symptomen wie Müdigkeit und Antriebslosigkeit, aber auch in starken Beschwerden wie bei Endometriose, Allergien oder hormonabhängigen Krebserkrankungen, zum Beispiel Brustkrebs, zeigen.

Eine verminderte Produktion von Progesteron oder ein erhöhter Östrogenspiegel können Symptome der Östrogendominanz hervorrufen. Physiologisch tritt das Problem erst ab etwa 35 Jahren auf. Durch die Belastung mit Umwelthormonen, den chemischen Substanzen, die das Östrogen imitieren und die Östrogenrezeptoren im Körper aktivieren (Seite 14), kann es schon viel früher zu Symptomen einer Östrogendominanz kommen, in Einzelfällen schon in der Pubertät.

Übergewicht fördert die Dominanz, denn im Bauchfett wird zusätzliches Östrogen und das Hormon Aromatase gebildet, das androgene Hormone in Östrogen umwandelt. Neben einer eventuellen Gewichtsreduktion ist eine gute Verdauung wichtig (Seite 24). Bei Verstopfungen verbleibt der Kot zu lange im Darm und ausgeschiedenes Östrogen kann wieder aufgenommen werden.

Beta-Sitosterol, ein Phytoöstrogen, kann die Symptomatik verbessern. Es hat bei einem Östrogenüberschuss im Körper eine antiöstrogene Wirkung, wodurch überschüssiges Östrogen ausgeleitet wird. Zusätzlich kann durch Phytoprogesterone in Pflanzen der Progesteronspiegel angehoben und so ein Ausgleich im Verhältnis zum Östrogen geschaffen werden.

Vitamine und Magnesium: Vitamin D (1 000–2 000 IE) reguliert den Progesteron-Östrogen-Stoffwechsel, Vitamin B_6 (2 mg täglich) steigert die Progesteronproduktion und Magnesium (300 mg täglich) unterstützt die Hormonbalance.

Lebensmittel: DIM (Diindolylmethan) aus den Kreuzblütlern, vor allem aus Brokkoli, »regulieren« die Östrogenrezeptoren, indem sie überschüssiges Östrogen ausscheiden. Hilfreich ist eine ballaststoffreiche Ernährung und der Verzehr von Pflanzen, die ein ausgeglichenes Verhältnis von Phythoprogesteron zu Phytoöstrogen haben wie zum Beispiel Ananas, Kartoffeln, Tomaten und Olivenöl. Kefir und alle fermentierten Lebensmittel wie Sauerkraut fördern ebenfalls die Ausscheidung von überschüssigem Östrogen.

Zink: Zinkmangel kann eine Östrogendominanz verstärken, weil er den Progesteronspiegel senkt. Ein dauerhafter Überschuss an Östrogen erhöht das Risiko, an Diabetes Typ 2 und an Brustkrebs zu erkranken.

Wir stellen Ihnen jetzt verschiedene Symptome der Östrogendominanz vor.

Allergien

Eine allergische Reaktion ist eine durch Histamin vermittelte Überreaktion des Immunsystems auf körperfremde Stoffe. Ein Überschuss von Östrogen aktiviert die Mastzellen im Körper, die das Gewebshormon Histamin ausschütten. Der Histaminspiegel steigt an und es kann zu allergischen Reaktionen vor allem im Darm, an den Bronchien und an der Haut kommen. Außerdem hemmt Östrogen den Abbau von Histamin, indem es das Histamin abbauende Enzym Diaminoxidase (DAO) blockiert. Dies wird im Dünndarm gebildet, seine Wirkung wird durch Alkohol verringert. Histamin selbst regt wiederum die Eierstöcke an, Östrogen zu produzieren, was die Östrogendominanz noch verstärkt.

Die Vitamine B_6 und C helfen, den Histaminspiegel zu senken. Auch Progesteron hemmt die Histaminausschüttung. Für ein ausgeglichenes Immunsystem ist ein ausgeglichener Säure-Basen-Haushalt notwendig. Wir empfehlen die regelmäßige Einnahme von Spirulina-Algen oder eines Basen-Präparates.

Aminosäuren: Methionin hemmt die Wirkung von Histamin.

Täglicher Nährstoffbedarf: Vitamin B_6: 25 mg, Vitamin C: 100 mg, Vitamin D: 1 000 IE, Kalzium: 1 000 mg, Zink: 25 mg

Tee: 3–4 Tassen grüner Tee täglich

Lebensmittel: Brokkoli, Hafervollkornflocken, Kartoffeln, Kurkuma, Leinsamen, Zucchini, weiße Zwiebeln

Tipps: Vermeiden Sie histaminhaltige Lebensmittel wie Erdbeeren, Kakao, Schweinefleisch, Tomaten und Zitrusfrüchte.

Endometriose

Endometriose tritt meist zwischen dem 20. und 30. Lebensjahr auf und ist eine der häufigsten gynäkologischen Erkrankungen. Dabei siedelt sich gebärmutterähnliches Gewebe außerhalb der Gebärmutter im Bauchraum, am Bauchfell, am Darm, an den Eierstöcken, in sehr seltenen Fällen auch außerhalb des Bauchraumes an. Je nach Schweregrad der Endometriose und der Symptome kann die Lebensqualität der Betroffenen stark eingeschränkt sein. Im Bauchraum können sich Schleimhautherde bilden, die zyklusabhängig mitwachsen und bluten. Diese Einblutungen können chronische Entzündungen hervorrufen.

Neueste Studien zeigen, dass eine vegane Ernährung die Endometriose deutlich verbessern kann. Zusätzliche Omega-3-Fettsäure-Gaben können helfen, einem Überschuss an Omega-6-Fettsäuren entgegenzuwirken. Die in den Omega-6-Fettsäuren enthaltene Arachidonsäure kann die Symptomatik verstärken. Sie kommt vor allem in Fleisch, Ei und Milchprodukten vor. Bei 40 bis 60 Prozent der ungewollt kinderlosen Frauen steckt eine Endometriose dahinter. In der Menopause verschwinden die Beschwerden in der Regel von allein.[18]

Aminosäuren: Lysin wirkt entzündungshemmend.

Täglicher Nährstoffbedarf: Vitamin C: 100 mg, Vitamin E: 12 mg, Magnesium: 300 mg, Omega-3: 1 TL Algenöl oder 1 EL Fischöl (2 g DHA/EPA)

Tee: 2–3 Tassen Weidenrindentee täglich und Kamillentee bei Bedarf

Lebensmittel: Brokkoli, Chili, Knoblauch, Quinoa, rote Paprika, Vollkornreis, Zwiebeln

Tipps: Bevorzugen Sie eine vegane Ernährung und vermeiden Sie Zucker und Alkohol.

Gewichtszunahme

Nicht in jedem Zyklus kommt es zum Eisprung, daher reduziert sich der Kalorienverbrauch um etwa 300 kcal, die sonst für die Eizellreifung und den Eisprung verbraucht werden. Zusätzlich können auch östrogenbedingte Wassereinlagerungen im Gewebe eine Ursache für die Gewichtszunahme sein. Wichtig für die Verbesserung des Energiestoffwechsels ist ein Aminosäuren-Komplex aus den drei Aminosäuren Isoleucin, Leucin und Valin, den sogenannten BCAAs (Branched Chain Amino Acids). Sie steigern den Muskelaufbau und fördern gleichzeitig den Fettabbau. Für die Synthese von BCAAs benötigt der Körper die Vitamine B_5, B_6 und B_7. Einen weiteren positiven Effekt auf den Stoffwechsel haben Vitamin B_1 (aktiviert den Zellstoffwechsel) und Vitamin B_2 (verbessert die Zellatmung).

Aminosäuren: Isoleucin, Leucin, Valin (BCAAs) für den Energiestoffwechsel, Threonin zur Anregung der Fettverbrennung

Täglicher Nährstoffbedarf: Vitamin-B-Komplex (mit B_1, B_2, B_5, B_6, B_7): vom Hersteller angegebene Tageshöchstmenge

Tee: je 2 Tassen grüner Tee und Ingwertee täglich

Lebensmittel: Basilikum, Chili, Kartoffeln, Mango, Papaya, Tomaten, Vollkornreis, Zucchini

Tipps: Machen Sie regelmäßig 2–3-mal die Woche 30 Minuten Sport, aufgeteilt in Ausdauertraining, zum Beispiel Laufen, Walken oder Fahrradfahren, und Muskelaufbautraining im Wechsel.

Insulinresistenz

Insulin bringt die Glucose, die für die Energiegewinnung benötigt wird, in die Zelle. Bei Insulinresistenz reagieren die Rezeptoren für Insulin an der Zelle vermindert auf Insulin. Das hat zur Folge, dass der Blutzuckerspiegel (BZ) ansteigt und es zu einer Unterversorgung der Zellen mit Glucose kommt, weil nicht genügend Glucose aus dem Blut in die Zellen transportiert werden kann. Bei einem ständig erhöhten Blutzuckerspiegel steigt das Risiko, an Diabetes Typ 2 zu erkranken.

Zuckerreiche Lebensmittel und Weißmehlprodukte lassen den Blutzuckerspiegel schnell ansteigen, der durch die verminderte Sensibilität der Insulinrezeptoren auf hohem Niveau bleibt. Die Aminosäuren Isoleucin, Leucin und Valin (BCAAs) haben eine regulierende Wirkung auf den Blutzuckerspiegel. Vitamin B_{12} senkt den BZ, Vitamin D erhöht die Insulinproduktion und Magnesium verbessert die Aufnahme von Glucose in die Zellen.

Aminosäuren: Isoleucin, Leucin und Valin (BCAAs) regulieren den Blutzuckerspiegel.

Täglicher Nährstoffbedarf: Vitamin B_{12}: 1.000 µg, Vitamin D: 1 000–2 000 IE, Magnesium 300 mg

Tee: 3–4 Tassen grüner Tee täglich

Lebensmittel: Erbsen, Flohsamen, Ingwer, Kopfsalat, Lachs, Linsen, Olivenöl, Zimt

Tipps: Reduzieren Sie den Konsum von Zucker, Weißmehlprodukten und Alkohol.

Morbus Hashimoto

Bei Morbus Hashimoto handelt es sich um eine entzündliche Schilddrüsenerkrankung (Thyreoiditis). Das körpereigene Immunsystem erkennt das Schilddrüsengewebe als körperfremd und reagiert autoaggressiv (Autoimmunerkrankung). Die Umwandlung von dem inaktiven Schilddrüsenhormon T4 (Thyroxin) in das aktive T3 (Trijodthyronin) wird dadurch gestört. Außerdem behindert der Östrogenüberschuss die vollständige Verwertung von T3.

Durch die Immunreaktion kann es schubweise zur Freisetzung von Hormonen kommen, was sich durch innere Unruhe, übermäßiges Schwitzen und Herzrasen zeigen kann. Potenzielle Allergene wie Getreide, Hülsenfrüchte, Nüsse und Milchprodukte können das Immunsystem zusätzlich belasten und die Symptomatik verstärken.

Bei ständiger Müdigkeit, körperlicher und geistiger Leistungsschwäche und Zyklusstörungen sollten die Schilddrüsenhormone T3, T4, TSH und Ferritin (Eisenwert) überprüft werden. Wichtig ist außerdem die Vermeidung von Stress, denn das Stresshormon Cortisol behindert die Umwandlung von T4 in T3. Für die Umwandlung von T3 in T4 ist Selen notwendig. Selen sollte morgens etwa eine Stunde vor dem Frühstück eingenommen werden. Im Januar 2022 wurde im British Medical Journal eine Studie zu Vitamin D mit 26 000 Probanden veröffentlicht. Sie zeigte, dass Vitamin D das Risiko für Autoimmunerkrankungen um 22 Prozent senken kann.[19]

Aminosäuren: Phenylalanin als Vorstufe von Tyrosin (Baustein der Schilddrüsenhormone)

Täglicher Nährstoffbedarf: Vitamin C: 100 mg, Vitamin D: 1 000–2 000 IE, Selen: 200 µg, Zink: 25 mg, Omega-3: 1 TL Algenöl oder 1 EL Fischöl (2 g EPA/DHA)

Tee: 2–3 Tassen Thymiantee täglich

Lebensmittel: Avocados, Brombeeren, Buchweizen, Erdbeeren, Papaya, Quinoa

Tipps: Reduzieren Sie den Verzehr von Zucker und von stark jodhaltigen Lebensmitteln wie Meerestieren und jodhaltigem Speisesalz. Gehen Sie 2–3-mal in der Woche für 30 Minuten Joggen, Radfahren oder machen Sie Nordic Walking.

Myome

Etwa 30 Prozent der Frauen im gebärfähigen Alter haben, meist unbemerkt, Myome in der Gebärmutter. Es sind gutartige Geschwülste, die meist keinerlei Beschwerden machen und nur sehr selten entarten. Entfernt werden sie nur dann, wenn sie aufgrund ihrer Größe oder Lage Beschwerden verursachen. Sie können zum Beispiel auf die Blase drücken und die Ursache für vermehrten Harndrang sein oder sie verursachen unklare Darmbeschwerden wie Blähungen und Völlegefühl.

Myome bilden sich in der Nähe von Blutgefäßen in der Gebärmuttermuskulatur. Sie können die Einnistung einer befruchteten Eizelle erschweren oder verhindern und den Embryo in seinem Wachstum behindern, was zu einem vorzeitigen Abbruch der Schwangerschaft führen kann.

Die Bildung von Myomen ist östrogenabhängig. Wenn der Östrogenspiegel in der menopausalen Phase sinkt, bilden sie sich meist von allein zurück. Übergewicht und ein ständig erhöhter Blutzuckerspiegel erhöhen das Risiko für die Entstehung von Myomen. Neueste Erkenntnisse zeigen, dass sie unter veganer Ernährung schrumpfen.

Aminosäuren: Arginin reguliert den Blutfluss und hält die Gefäße elastisch.

Täglicher Nährstoffbedarf: Vitamin B_6: 2,0 mg, Vitamin D: 1 000–2 000 IE, Omega-3: 1 TL Algenöl oder 2 EL Fischöl (2 g EPA/DHA)

Tee: 3–4 Tassen grüner Tee täglich

Lebensmittel: Avocados, Brokkoli, Brombeeren, Chicorée, grüner Blattsalat, Kurkuma, Soja

Tipps: Bevorzugen Sie eine vegane Ernährung und reduzieren Sie Zucker und Alkohol.

Nervosität und innere Unruhe

Innere Unruhe und Nervosität können sich durch ganz unterschiedliche Anzeichen äußern. Sie können sich in körperlichen Symptomen wie Herzklopfen, erhöhter Pulsfrequenz oder Atemnot zeigen. Aber sie können sich ebenso durch mentale Störungen wie Konzentrations- und Schlafprobleme bemerkbar machen. Ob körperlich oder mental, beides sind häufig die Ursachen für Angst- und Panikattacken bis hin zu Depressionen. Meist wird keine klare Diagnose gestellt und die Symptome der Patientinnen werden als psychosomatisch eingestuft, was die Frauen noch mehr verunsichert und die gesamte Symptomatik verstärkt. Das Ungleichgewicht von Östrogen zu Progesteron als Ursache bleibt meist unbeachtet.

Aminosäuren: Tryptophan als Ausgangsstoff des Serotonins, Methionin fördert die Bildung von Serotonin.

Täglicher Nährstoffbedarf: Vitamin B_{12}: 1 000 µg, Magnesium: 300 mg, Omega-3: 1 TL Algenöl oder 1 EL Fischöl (2 g EPA/DHA)

Tee: je 1–2 Tassen Lindenblüten- und Melissentee täglich

Lebensmittel: Erbsen, Hafervollkornflocken, Haselnüsse, Kakao, Lachs, Linsen, Walnüsse

Tipps: Vermeiden Sie Stress und achten Sie auf einen geregelten Tagesrhythmus.

Starke Menstruationsblutungen

Östrogen ist für den Aufbau der Gebärmutterschleimhaut verantwortlich. Die Östrogen-Alpha-Rezeptoren aktivieren den Aufbau der Gebärmutterschleimhaut, die Beta-Rezeptoren wirken als Gegenspieler einem unkontrollierten Wuchern entgegen. Ein Zuviel an Östrogen im Körper, vor allem an östrogenwirksamen chemischen Stoffen aus der Umwelt, die an den Alpha-Rezeptoren andocken und diese aktivieren, verstärken den Aufbau der Schleimhaut. Es kommt zu einer verstärkten Monatsblutung, einer sogenannten Hypermenorrhoe, eine der häufigsten Zyklusstörungen.

Die verstärkte Blutung geht mit einem Verlust an Eisen einher und kann zu einer Eisenmangelanämie führen. Hier ist die Substitution von Eisen zu empfehlen, um einer Anämie entgegenzuwirken. Bei andauernder körperlicher und geistiger Leistungsschwäche sollte der Hämoglobinwert im Blut überprüft werden. Ohne genügend Kupfer kann der Eisenspeicher nur ungenügend aufgefüllt werden, deshalb empfiehlt sich die tägliche Einnahme von einem halben bis einen Teelöffel entöltem Bio-Kakaopulver, um einen Mangel an Eisen und Kupfer vorzubeugen. Vitamin C erhöht die Aufnahme von Eisen.

Aminosäuren: Methionin fördert die Aufnahme von Eisen.

Täglicher Nährstoffbedarf: Vitamin-B-Komplex (B_1, B_3, B_6): vom Hersteller angegebene Höchstmenge, Vitamin C: 100 mg, Zink: 25 mg

Tee: 2–3 Tassen Hirtentäscheltee täglich

Lebensmittel: Haselnüsse, Heidelbeeren, Leinsamen, Pistazien, Sonnenblumenkerne, entöltes Kakaopulver

Tipp: Übermäßiger Verzehr von Getreideprodukten, grünem und schwarzem Tee sowie Kaffee kann die Eisenaufnahme behindern.

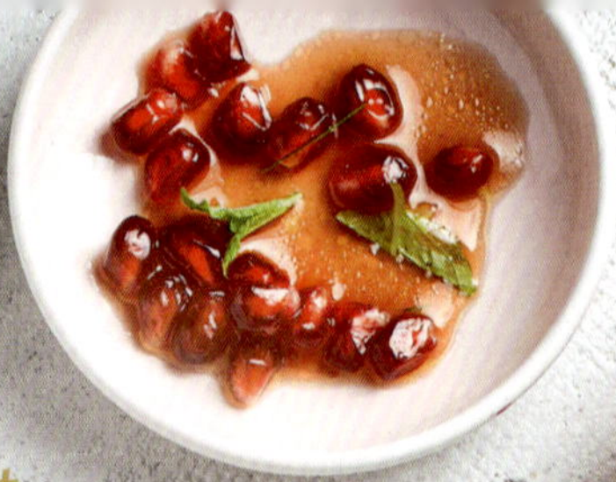

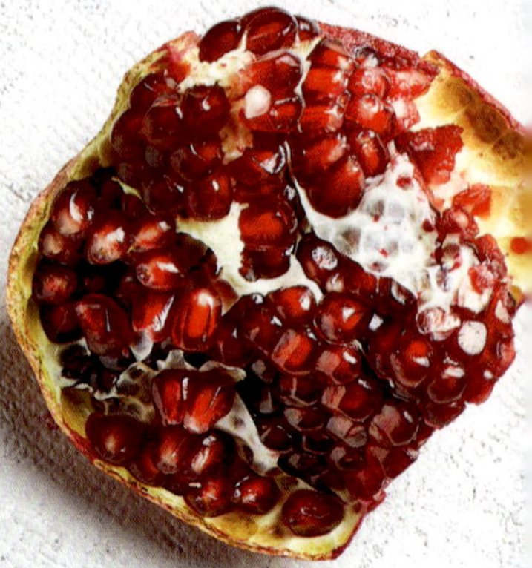

Östrogendominanz

Fenchel-Minze-Salat

Für 2 Portionen

25 Min. + 1 Std. Ziehzeit

- ½ Granatapfel
- 300 g Fenchel
- 1 kleine rote Zwiebel
- ½ Bund Minze
- 2 EL Apfelessig
- 1 TL Grenadine (Granatapfelsirup)
- 2 EL Rapsöl
- Salz
- Pfeffer
- 125 g Halloumi (Grillkäse)
- 1 TL Thymianblätter
- etwas Öl zum Bestreichen

● Kerne aus dem Granatapfel lösen, Saft auffangen. Fenchel waschen, putzen, halbieren und ohne Strunk in feine Scheiben schneiden. Zwiebel pellen, halbieren und in dünne Ringe schneiden. Minze waschen, trocken schütteln und hacken.

● Granatapfelsaft mit Essig, Grenadine, 1 EL Öl, Salz und Pfeffer verquirlen. Mit Fenchel, Granatapfelkernen, Zwiebel und Minze vermischen. Ca. 1 Std. durchziehen lassen.

● Käse in ca. 1 cm dicke Scheiben schneiden. 1 EL Öl erhitzen, Käse von jeder Seite ca. 1–2 Min. anbraten. Mit Thymian und Pfeffer bestreuen und auf dem Salat anrichten.

Progesteronmangel Papaya statt Granatapfel, Agavendicksaft statt Grenadine, Mönchspfeffer statt Pfeffer

Östrogenmangel 1 TL Bockshornklee zusätzlich

Nährwerte pro Portion

330 kcal • 13 g P • 24 g F • 11 g KH

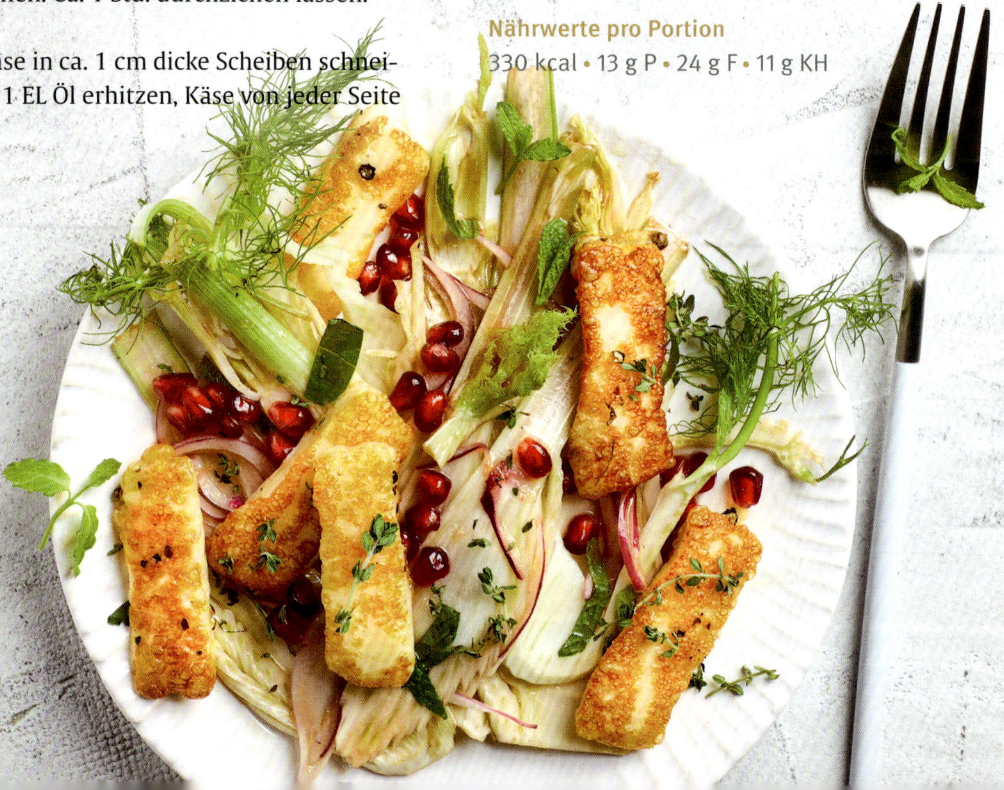

Wassereinlagerungen im Körper, Brustspannen

Östrogen bindet Wasser, lagert es im Gewebe ein und verhindert das Ausschwemmen aus dem Gewebe. Die Wassereinlagerungen im Körper sind zyklusabhängig und treten in der zweiten Zyklushälfte, besonders kurz vor der Menstruation, auf. Sie sind ein deutliches Zeichen einer Dysbalance im Verhältnis von Progesteron zu Östrogen.

Die Wassereinlagerungen kurz vor der Menstruation können sich unter anderem an dicken Fingern (die Ringe passen nicht mehr) und an Beinen und Bauch (die Hosen sitzen enger) zeigen. Auch ein aufgeschwollenes Gesicht und schmerzhaftes Brustspannen sind Anzeichen für die Wassereinlagerungen. Die Waage kann ein bis drei Kilogramm mehr anzeigen als normal. Nach der Menstruation verschwinden die Symptome und die Waage zeigt wieder ein geringeres Gewicht an.

Regelmäßige Bewegung ist sehr wichtig, um den Lymphfluss anzuregen und so Wasser aus dem Gewebe abzutransportieren. Vitamin B_6 reduziert die Wassereinlagerung.

Aminosäuren: Methionin fördert die Ausschwemmung von Wasser aus dem Gewebe.

Täglicher Nährstoffbedarf: Vitamin B_6: 25 mg, Magnesium: 250 mg, Zink: 25 mg

Tee: je 1–2 Tassen Brennnessel- und Löwenzahntee täglich

Lebensmittel: Avocado, Erdbeeren, Gurken, Petersilie, Reis, Rucola, Spargel, Wassermelone

Tipps: Verwenden Sie wenig Salz und Zucker, denn beides bindet zusätzlich Wasser im Gewebe. Gehen Sie 2–3-mal in der Woche für 30 Minuten Joggen, Radfahren oder machen Sie Nordic Walking.

Östrogenmangel

Mit dem stark absinkenden Östrogenspiegel zum Ende der perimenopausalen Phase verlangsamt sich der Stoffwechsel, die Zyklusphasen werden sehr unregelmäßig und lang, die Verdauung wird träger und Muskelgewebe wird abgebaut. In dieser Phase können dann auch die »typischen« Wechseljahresbeschwerden auftreten, zum Beispiel Haarausfall, Hitzewallungen und Gelenkbeschwerden.

Vitamine und Magnesium: Zur Vorbeugung der hormonellen Schwankungen und zur Verminderung oder Verhinderung von Symptomen sollten Sie auf eine ausreichende Versorgung mit den Vitaminen C und E sowie Magnesium achten. Zur Stärkung der körperlichen und geistigen Leistungsfähigkeit ist die Einnahme eines Vitamin-B-Komplexes sinnvoll; wegen der anregenden Wirkung sollte die Einnahme nicht abends erfolgen.

Lebensmittel: Wichtig in dieser Phase ist eine Ernährung mit Beta-Sitosterol-haltigen Pflanzen und Kräutern, die Östrogen-substituierend wirken und einem zu starken Absinken des Östrogenspiegels entgegenwirken. Die Ernährung sollte trotz des höheren Kaloriengehalts reich an Eiern und fettreichen Milchprodukten sein, da sie Östrogen enthalten. Durch den geringeren Kalorienbedarf und den verlangsamten Stoffwechsel neigen viele Frauen dazu, genau darauf zu verzichten. Besonders hilfreiche Lebensmittel sind Granatapfel, Kichererbsen, Kürbis, Sanddorn, Spinat und Mandeln. Die Gewürze Chili, Ingwer und Knoblauch aktivieren den Stoffwechsel. Allerdings sind diese drei Gewürze bei Hitzewallungen kontraindiziert, denn sie aktivieren die Wärmerezeptoren im Körper und verstärken dadurch die Symptomatik. Holunder und Schafgarbe regen die Östrogenproduktion an. Kupfer fördert die Umwandlung von Testosteron in Östrogen. Ein halber Teelöffel Kakao ist ein sehr guter Kupfer- und Eisenlieferant und beruhigt gleichzeitig die oberste Schaltzentrale, den Hypothalamus (Seite 10). Besonders hilfreich bei Östrogenmangel sind Bockshornklee und Rotklee, denn sie aktivieren die Östrogen-Alpha-Rezeptoren.

Im Folgenden stellen wir Ihnen Symptome vor, die mit einem Östrogenmangel einhergehen.

Wichtig für Brustkrebspatientinnen

Meiden Sie Soja- und Milchprodukte sowie Bockshornklee und Rotklee. Diese Klees aktivieren nur die Östrogen-Alpha-Rezeptoren, die das Brustgewebe aufbauen. Milchprodukte, insbesondere die fettreichen wie Butter, Mascarpone und Sahne, enthalten tierische Östrogene. Und bei Sojaprodukten gibt es von wissenschaftlicher Seite her die Vermutung, sie könnten das Risiko eines Rückfalls erhöhen. Belege dafür gibt es aber noch nicht.

Bluthochdruck

Durch den sinkenden Östrogenspiegel stimmt der Soll-Wert im Körper, der über den Hypothalamus (Seite 10) kontrolliert wird, mit dem Ist-Wert nicht mehr überein. Trotz des Regulationsversuchs über die Hypophyse, die das follikelstimulierende Hormon (FSH) vermehrt ausschüttet, um die Östrogenproduktion in den Eierstöcken anzuregen, stellt sich der Soll-Wert nicht mehr ein. Der Körper gerät in eine Stresssituation und schüttet vermehrt die Stresshormone Adrenalin, Noradrenalin und Cortisol aus, die den Blutdruck ansteigen lassen.

Außerdem fällt die schützende Wirkung des Östrogens auf die Gefäßwände und seine blutdrucksenkende Wirkung weg, wodurch neben der Blutdruckerhöhung das Risiko der Entstehung von Herz-Kreislauf-Erkrankungen steigt. Vitamin C senkt den Cortisolspiegel und Vitamin B_5 verringert die Cortisolproduktion. So wirken sie beide der Stresssymptomatik entgegen.

Aminosäuren: Tryptophan für die Serotoninproduktion, Arginin reguliert die Gefäßspannung.

Täglicher Nährstoffbedarf: Pantothensäure (Vitamin B_5): 500 mg, Vitamin C: 100 mg, Magnesium: 300 mg, Zink: 25 mg

Tee: 2–3 Tassen Melissen-Baldrian-Tee täglich

Lebensmittel: Äpfel, Cashewkerne, Kakao, Kichererbsen, Knoblauch, Pastinaken, weiße Bohnen, Zimt

Tipp: Reduzieren Sie Ihre Stressbelastung und sorgen Sie für ausreichend erholsamen

Schlaf sowie regelmäßige Bewegung an der frischen Luft.

Gedächtnisstörungen

Die meisten Östrogenrezeptoren befinden sich im Hippocampus. Er ist die Schaltzentrale des Gedächtnisses und ein Teil des limbischen Systems, dem Sitz der Emotionen und gespeicherten Erfahrungen. Der Hippocampus entscheidet, welche Erfahrungen im Langzeitgedächtnis abgespeichert werden.

Bei ausgeglichenem Östrogenspiegel bilden sich immer wieder neue Synapsen. Das sind die Kontaktstellen zwischen den Nervenzellen, die die Nervenimpulse weiterleiten. Bei sinkendem Östrogenspiegel verkleinert sich die Größe des Hippocampus, damit auch die Anzahl der Synapsen und somit die Gedächtnisleistung.

Eine ständige Überversorgung mit Östrogen hat allerdings einen negativen Einfluss auf das Kurzzeitgedächtnis, ein Grund, weswegen eine Östrogensubstitution nicht zu empfehlen ist. Ein Vitamin-B-Komplex hilft bei kognitiven Störungen. Die Vitamine B_1, B_3, B_5 und B_6 steigern die geistige Leistung, Vitamin B_9 wirkt sich positiv auf die Neurotransmittersynthese aus. Salbei hemmt den Abbau von Acetylcholin, einer der wichtigsten Neurotransmitter, Kurkuma (1 gehäufter TL auf 200 ml Wasser) versorgt die Gehirnzellen mit Energie und Ginkgo steigert die Leistungsfähigkeit.[20]

Aminosäuren: Tryptophan verbessert den Hirnstoffwechsel.

Täglicher Nährstoffbedarf: Vitamin-B-Komplex (B_1, B_3, B_5, B_6, B_9): vom Hersteller angegebene Tageshöchstmenge, Omega-3: 1 TL Algenöl oder 1 EL Fischöl (2 g EPA/DHA)

Tee: je 2 Tassen grüner und Salbeitee täglich

Lebensmittel Cashewkerne, Champignons, Chiasamen, Erdnüsse, Hefe, Kichererbsen, Soja, Rote Bete

Tipp: 30 Minuten körperliche Aktivität pro Tag verbessert die Leistungsfähigkeit des Gehirns.

Gelenkbeschwerden

Bei einem Drittel der Frauen kommt es in der hormonellen Umstellungsphase zu diffusen Gelenkschmerzen, häufig dem einzigen Symptom. Die Gelenke werden dicker und die Bewegung ist schmerzhaft. Gelenkbeschwerden können auch nach der Menopause noch bestehen bleiben.

Östrogen reguliert die Wassereinspeicherung im Knorpelgewebe und sorgt dafür, dass die Gelenkinnenhäute mit ausreichend Flüssigkeit und Nährstoffen versorgt werden. Durch den Mangel an Östrogen und dem daraus folgenden Flüssigkeitsmangel nutzt sich der Knorpel leichter ab und die Gelenke werden dadurch entzündungsanfälliger. Achten Sie deshalb auf eine ausreichende tägliche Flüssigkeitszufuhr. Für den Aufbau kollagener Fasern, aus denen Knorpelgewebe besteht, wird Vitamin C benötigt. Um Vitamin C aus dem Dünndarm aufzunehmen, brauchen wir Zink. Vitamin E schützt die Gelenke. Eisen hat eine regenerierende Wirkung auf die Knochen und das Knorpelgewebe. Bromelain aus Ananas und Papain aus Papayas wirken entzündungshemmend.

Aminosäuren: Isoleucin und Leucin zur Schmerzlinderung, Lysin hemmt Entzündungen.

Täglicher Nährstoffbedarf: Vitamin C: 100 mg, Vitamin E: 400 IE, Omega-3: 1 TL Algenöl oder 1 EL Fischöl (2 g EPA/DHA)

Tee: je eine Tasse Ingwer- und Brennnesseltee täglich

Lebensmittel: Ananas, Cashewkerne, Hirse, Feigen, Kichererbsen, Papaya, Sesam, Spinat

Tipps: Bewegen Sie sich regelmäßig und achten Sie auf eine ausreichende Flüssigkeitszufuhr von 2–2,5 l täglich.

Gewichtszunahme

Durch den fehlenden Monatszyklus sinkt der Kalorienverbrauch ab. In der meno- und postmenopausalen Phase beträgt die Gewichtszunahme jährlich etwa ein Kilogramm, gleichzeitig sinkt die Muskelmasse physiologisch. Durch den sinkenden Östrogenspiegel verändert sich das Verhältnis von Östrogen zu Testosteron, es kommt zu einer relativen Testosterondominanz. Die Folge ist eine Fettumverteilung: Es wird mehr Fett im Bauchbereich eingelagert.

Nur in den Muskeln wird Energie verbrannt. Die Aminosäuren Isoleucin, Leucin und Valin verbessern den Muskelaufbau und fördern gleichzeitig den Fettabbau. Für die Synthese von BCAAs benötigt der Körper die Vitamine B_5, B_6 und B_7. Einen weiteren positiven Effekt auf den Stoffwechsel haben Vitamin B_1 (aktiviert den Zellstoffwechsel) und Vitamin B_2 (verbessert die Zellatmung).

Neben einer bedarfsgerechten Ernährung und ausreichend Schlaf ist regelmäßiger Sport wichtig.

Aminosäuren: Isoleucin, Leucin, Valin (BCAAs) für den Energiestoffwechsel, Threonin zur Anregung der Fettverbrennung

Täglicher Nährstoffbedarf: Vitamin-B-Komplex (B_1, B_2, B_5, B_6, B_7): vom Hersteller angegebene Tageshöchstmenge, Vitamin C: 100 mg

Tee: je 2–3 Tassen grüner und Ingwertee täglich

Lebensmittel: Chiasamen, Ei, Himbeeren, Mandeln, Parmesan, Sanddorn, Soja, Weizenkeime

Tipp: Machen Sie ein regelmäßiges Muskelaufbautraining 3-mal pro Woche 30 Minuten lang und Ausdauersport wie Joggen, Fahrradfahren oder Nordic Walking.

Haarausfall

Durch den sinkenden Östrogenspiegel wird das Haar dünner und durch die fehlenden kollagenen Fasern spröder. Gleichzeitig kommt es zu einer relativen Testosterondominanz. Östrogen regt das Haarwachstum an, Testosteron beendet vorzeitig den Lebenszyklus der Haarwurzeln. Zwar hört der Haarausfall nach der Menopause in der Regel wieder auf, aber aus bereits abgestorbenen Haarwurzeln wachsen keine neuen Haare nach.

Wichtig für kräftiges Haar ist Kollagen, das aus den Aminosäuren Lysin und Methionin aufgebaut wird. Für den Aufbau ist Vitamin C notwendig, das mit Hilfe von Zink über den Dünndarm aufgenommen wird. Gegen das vorzeitige Absterben der Haarwurzeln hilft DIM (Diindolylmethan) aus Kohlgemüse und Basilikum. Es wirkt dem DHT (Dihydrotestosteron) entgegen, einem androgenen Hormon, dass die Wachstumsphase der Haarwurzeln verkürzt.

Aminosäuren: Lysin als DHT-Blocker, Methionin fördert das Haarwachstum.

Täglicher Nährstoffbedarf: Biotin (Vitamin B_7): 10 mg, Vitamin B_{12}: 500–1 000 µg, Vitamin C: 100 mg, Vitamin D: 1 000 IE (bei starkem Haarausfall für 8 Wochen auf 2 000 IE erhöhen), Zink: 25 mg

Tee: 2–4 Tassen grüner Tee täglich

Lebensmittel: Brokkoli, Kokosnuss, Kürbis, Leinsamen, Rucola, Sanddorn, Soja, Zucchini

Tipp: Geben Sie täglich 5 Tropfen Basilikum-Extrakt und 2 TL Bockshornkleepulver ins Essen oder in einen Smoothie.

Harninkontinenz

Östrogen stärkt das Bindegewebe, durch den Östrogenmangel wird das Gewebe schwächer, zusätzlich wird die Blasenschleimhaut schlechter durchblutet, was eine verminderte Versorgung mit Nährstoffen zur Folge hat. Dadurch wird die Blasenschleimhaut dünner und reagiert empfindlicher.

Ein typisches Anzeichen für einen Östrogenmangel ist das »Tröpfeln« von Urin beim Niesen und bei körperlicher Belastung. Übergewicht erhöht das Risiko der Inkontinenz, eine Gewichtsreduktion von fünf bis zehn Prozent verbessert die Symptomatik um bis zu 60 Prozent. Außerdem reagiert die Blasenschleimhaut empfindlicher auf Stoffe im Urin wie Nikotin und scharfe Gewürze, was den Harndrang verstärken kann.

Da nach einer Geburt das Beckenbodengewebe geschwächt ist, gehört Beckenbodentraining heute zur normalen Geburtsnachsorge. Aber auch in den Wechseljahren kann der Beckenboden durch Training gestärkt werden. Spannen Sie dafür Ihre Beckenbodenmuskulatur mehrmals täglich für etwa zehn Sekunden an.

Für einen ruhigen Schlaf empfiehlt es sich, etwa zwei Stunden vor dem Schlafengehen nichts mehr zu trinken und die Trinkmenge von 1,5 bis 2 Litern gleichmäßig über den Tag verteilt zu sich zu nehmen.[21]

Aminosäuren: Lysin und Methionin zum Aufbau kollagener Fasern

Täglicher Nährstoffbedarf: Vitamin C: 100 mg, Vitamin D: 1 000–2 000 IE, Silizium: 250 mg, Zink: 25 mg

Tee: je 2 Tassen Brennnessel- und Rotkleetee täglich

Lebensmittel: Cranberrys, Hirse, Kartoffeln, Kürbiskerne, Preiselbeersaft, Soja, Spinat

Tipp: Machen Sie täglich Beckenbodentraining und verteilen Sie Ihre Flüssigkeitszufuhr gleichmäßig über den Tag.

Hitzewallungen

Der Östrogenabfall verändert im Gehirn die Konzentration des Stresshormons Noradrenalin und des beruhigenden Hormons Serotonin, unser »Glückshormon«. Wichtig ist ein ausgeglichenes Verhältnis dieser beiden Neurotransmitter (Botenstoffe), denn schon geringe Abweichungen können Hitzewallungen auslösen. Etwa jede zweite Frau leidet unter Hitzewallungen, die Hälfte davon hat leichte bis mäßige Beschwerden, die andere Hälfte fühlt sich durch die Beschwerden stark eingeschränkt. In der Regel dauern die Hitzewallungen einige Sekunden bis Minuten, aber individuell auch länger. Mit einhergehen können die Symptome der sogenannten »klimakterischen Trias«: Hitzewallungen, Schweißausbrüche und Schwindel. Eine psychische und körperliche Stressbelastung verstärkt das Ungleichgewicht der Stresshormone und Glückshormone und somit die gesamte Symptomatik.

Verzichten Sie auf Chili, Ingwer und Knoblauch, denn sie aktivieren die Wärmerezeptoren im Körper und verstärken die »Wallungen«. Salbei kann die Schweißdrüsenabsonderung um die Hälfte mindern.

Aminosäuren: Tryptophan steigert Serotonin und Phenylalanin, die Vorstufe des Noradrenalins. Arginin reguliert den Wärmehaushalt.

Täglicher Nährstoffbedarf: Vitamin B_{12}: 1 000 µg, Vitamin D: 1 000 IE, Omega-3: 1 TL Algenöl oder 1 EL Fischöl (2 g EPA/DHA)

Tee: 3–4 Tassen Salbeitee täglich

Lebensmittel: Aprikosen, Avocados, Cashewkerne, Erdnüsse, Kakao, Oliven, Soja, Walnüsse

Tipp: Wechselduschen (warm und kalt im Wechsel, mit kalt abschließen) können die Wärmeregulation unterstützen.

Libidoverlust

Durch den stark schwankenden Hormonspiegel kann es zu sexueller Unlust kommen. Ein ausgeglichenes seelisches und körperliches Wohlbefinden kann sich positiv auf das Lustempfinden auswirken. Ein Muskelaufbautraining steigert das Testosteron, das auch in den Eierstöcken gebildet wird und das Lustempfinden steigert.

Wichtig ist, sich nicht unter Druck zu setzen und eine entspannte Atmosphäre zu schaffen. Auch das Kuschelhormon Oxytocin steigert das sexuelle Verlangen, also öfters einfach nur Kuscheln, dann kommt die Lust von allein.

Die Gewürze Chili, Ingwer und Nelken gelten als Libido steigernd. Petersilie verbessert die Durchblutung des Beckens und der Geschlechtsorgane.

Aminosäuren: Phenylalanin regt die Endorphinausschüttung an.

Täglicher Nährstoffbedarf: Vitamin C: 100 mg, Vitamin E: 400 IE, Vitamin D: 1 000 IE, Zink: 25 mg

Tee: 2–3 Tassen grüner Tee sowie 1 Tasse Brennnesseltee täglich

Lebensmittel: Brokkoli, Feigen, Granatäpfel, Himbeeren, Ingwer, Kürbiskerne, Spinat, Weizenkeime

Tipp: Trinken Sie täglich 250 ml Ingwerwasser und nehmen Sie ein Ginkgo-Extrakt ein.

Osteoporose

Ab dem 30. Lebensjahr nimmt die Knochenmasse bei Frauen und Männern um 0,5 bis ein Prozent pro Jahr ab. Bei Frauen verstärkt sich der Abbau in der Postmenopause für etwa drei Jahre auf zwei bis drei Prozent, in seltenen Einzelfällen auf bis zu fünf Prozent. Danach reguliert sich der Abbau wieder auf ein Prozent pro Jahr. Maßgebend für die Entstehung einer Osteoporose ist die Kalziumversorgung in der Kindheit und im Jugendalter. Die Knochendichte wird bis zu der sogenannten »Peak Bone Mass« aufgebaut, das ist der Maximalwert der Knochenmineraldichte. Durch den nur während der hormonellen Umstellung erhöhten Abbau bei Frauen haben Männer mit 70 Jahren das gleiche Risiko, an Osteoporose zu erkranken wie Frauen um die 60.

In den Knochen befindet sich 99 Prozent des Kalziums. Der Risikofaktor für eine Osteoporose ist also weniger der Östrogenmangel, sondern vor allem ein Bewegungsmangel. In einer Studie mit jungen männlichen Sportlern zeigte sich eine höhere Kalzium-Absorptionsrate aus dem Darm, ein höherer Kalziumspiegel und eine höhere Einlagerung ins Knochengewebe im Vergleich zu Nichtsportlern. Weitere Risikofaktoren sind Cortisoneinnahmen über einen langen Zeitraum und ständige Übersäuerung (Seite 31). Vitamin D ist notwendig für die Kalziumaufnahme und Vitamin K fördert den Osteocalcinstoffwechsel, ein Knochenprotein, das Kalzium in den Knochen bindet.[22]

Aminosäuren: Lysin fördert die Kalziumaufnahme und Arginin unterstützt den Knochenstoffwechsel.

Täglicher Nährstoffbedarf: Kalzium: 1 000 mg, Magnesium: 300 mg, Vitamin D: 2 000 I. E., Vitamin K: 100 µg, Zink: 25 mg

Lebensmittel: Chiasamen, Eier, Erdnüsse, fettreiche Milchprodukte, grünes Gemüse, Zwiebeln

Tee: 2–3 Tassen grüner Tee täglich

Tipp: Machen Sie regelmäßig 3-mal die Woche 30 Minuten Muskelaufbautraining und Ausdauersportarten wie Joggen, Fahrradfahren oder Nordic Walking im Wechsel.

Stimmungsschwankungen

Körperlich gesehen gibt es keinen direkten Zusammenhang zwischen Östrogenmangel und depressiven Verstimmungen. Das ist eher bei Progesteronmangel der Fall, denn Progesteron ist unser körpereigenes Antidepressivum. Aber in die Zeit der Hormonumstellung fällt auch häufig die Neuordnung unserer Rollenfunktion. Nicht nur die Körperform verändert sich durch die Fettgewebeumverteilung und es kann zu verschiedenen Symptomen und Beschwerden kommen. Oft gehen auch die Kinder aus dem Haus und plötzlich hat frau mehr Zeit für sich selbst zur Verfügung. In diese neue Situation und die »neue Freiheit« müssen sich viele Frauen erst einfinden. Frauen, die ausreichend anders positiv ausgelastet und erfüllt sind, zum Beispiel durch Beruf und Hobby, leiden selten an depressiven Verstimmungen.

Der Bedarf an B-Vitaminen steigt, um das Nervenkostüm zu beruhigen und Stimmungsschwankungen vorzubeugen, vor allem benötigen wir die Vitamine B_3, B_6, B_9 und B_{12}. Zusätzlich ist zur Unterstützung des Hirnstoffwechsels die Einnahme von Omega-3-Fettsäuren zu empfehlen. Curcumin aus der Kurkuma-Pflanze und Magnesium erhöhen den Dopaminspiegel.

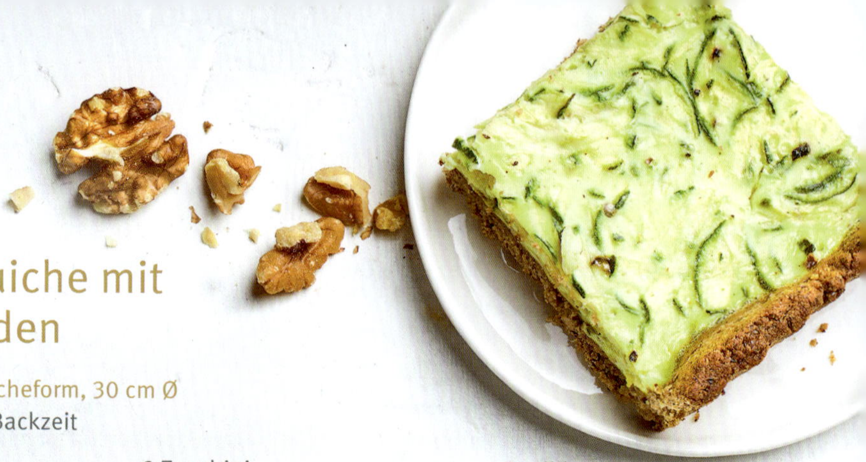

Östrogenmangel

Zucchini-Quiche mit Walnussboden

Für 6 Portionen, 1 Quicheform, 30 cm Ø

30 Min. + 40 Min. Backzeit

- 150 g Walnüsse
- 150 g Dinkelvollkornmehl
- 80 g weiche Butter
- 5 Eier
- Salz
- 4 EL geschrotete Leinsamen
- 2 Zucchini
- 1 Knoblauchzehe
- 100 g Frischkäse, Doppelrahmstufe
- 100 ml Sojamilch
- Muskat
- Basilikum
- Kurkuma
- Pfeffer
- 1 TL Bockshornklee

- Ofen auf 200 Grad vorheizen. Walnüsse hacken.

- Mehl, Butter, 1 Ei, 1 TL Salz, Walnüsse und Leinsamen zu einem Teig verarbeiten. Teig ausrollen oder direkt in der Form mit den Fingern verteilen. Ca. 15 Min. backen.

- Zucchini waschen, putzen und fein raspeln. Knoblauch pellen und pressen. Frischkäse, Milch, 4 Eier und Gewürze verquirlen. Zucchini und Knoblauch dazugeben und alles gut vermengen. Masse auf den Teig geben und 25–30 Min. backen.

Progesteronmangel wie ÖD, 20 g Buchweizenmehl, 130 g Dinkelvollkornmehl, Mönchspfeffer statt Pfeffer

Östrogendominanz Erdnüsse statt Walnüsse, Margarine statt Butter, 4 EL Sojamehl + 8 EL Wasser vermengen = 2 Eier weniger, Frischkäse, fettarm, kein Bockshornklee

Nährwerte pro Portion

500 kcal • 16 g E • 38 g F • 22 g KH

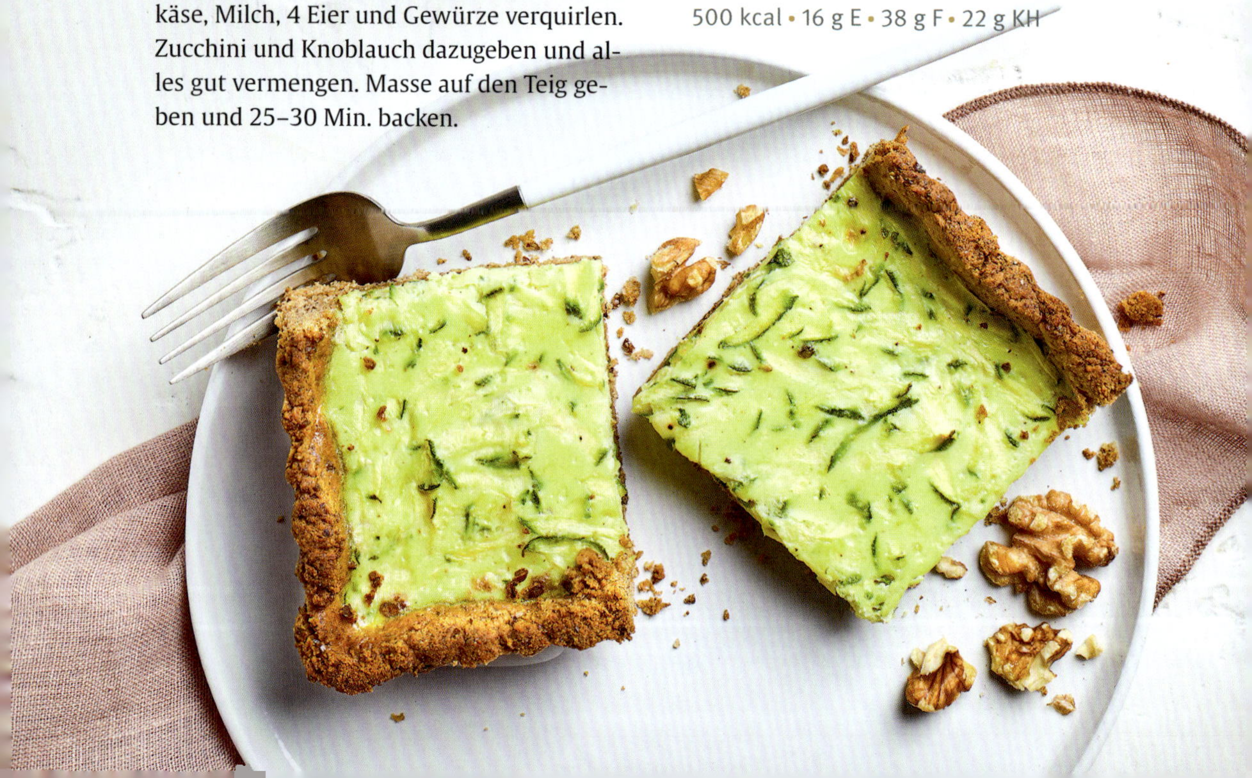

Dopamin aktiviert unser Belohnungszentrum und macht uns wacher und aktiver.

Aminosäuren: Tryptophan als Ausgangsstoff für unser »Glückshormon« Serotonin

Täglicher Nährstoffbedarf: Vitamin-B-Komplex (B_3, B_6, B_9, B_{12}): vom Hersteller angegebene Tageshöchstmenge, Magnesium: 300 mg, Omega-3: 1 TL Algenöl oder 1 EL Fischöl (2 g DHA/ EPA)

Tee: 2–3 Tassen Johanniskrauttee täglich

Lebensmittel: Ananas, Äpfel, Bananen, Cashewkerne, Kurkuma, Mandeln, Sesam, Walnüsse

Tipp: Achten Sie auf regelmäßige Bewegung an frischer Luft und trinken Sie 250 ml »Goldene Milch« (Seite 23)täglich.

Trockene Schleimhäute

Östrogen bindet Wasser. Durch den sinkenden Östrogenspiegel kommt es zu einem Feuchtigkeitsverlust und zu einer verminderten Durchblutung der Schleimhäute, was zu einer Minderversorgung mit Nährstoffen führt. Die Schleimhäute werden dünner, die Immunabwehr sinkt und die Infektanfälligkeit steigt. Davon sind alle Schleimhäute betroffen, auch die Nasen- und die Blasenschleimhaut. In der Blase kann es vermehrt zu Blaseninfekten kommen. Lesen Sie dazu auch das Kapitel »Harninkontinenz« (Seite 57).

Besonders bemerkbar und unangenehm ist der Feuchtigkeitsverlust an der Vaginalschleimhaut. Dadurch kann es zu einem unangenehmen Juckreiz und zu Schmerzen beim Geschlechtsverkehr kommen. Hier hilft die Einnahme von Döderlein-Bakterien, die als Kapsel in die Scheide eingeführt werden, im Wechsel mit milchsäurebakterienhaltigen Zäpfchen jeweils 1–2-mal pro Woche über einen Zeitraum von sechs bis acht Wochen. Sprechen Sie mit Ihrer Gynäkologin oder Ihrem Gynäkologen oder lassen Sie sich in der Apotheke Ihres Vertrauens beraten. Vitamin A schützt die Schleimhäute und wird in Form von Beta-Carotin eingenommen.

Aminosäuren: Lysin schützt die Schleimhaut, Threonin regeneriert sie.

Täglicher Nährstoffbedarf: Vitamin A: 3 000 IE, Vitamin-B-Komplex (B_2, B_3, B_7, B_{12}): vom Hersteller angegebene Tageshöchstmenge, Vitamin C: 100 mg, Zink: 25 mg

Tee: 2–3 Tassen Rotkleetee täglich

Lebensmittel: Aprikosen, Avocado, Brokkoli, Ei, Grünkohl, Mango, Mascarpone, Sanddorn

Tipp: Achten Sie auf eine ausreichende Flüssigkeitszufuhr (täglich 1,5–2,5 Liter).

Essenzielle Aminosäuren

Essenzielle Aminosäuren müssen über die Nahrung aufgenommen werden. Daraus werden Proteine gebildet, die dann Hormone, Muskel- und Organgewebe aufbauen.

Aminosäuren (AS) sind die kleinsten Einheiten von Proteinen. Essenziell bedeutet lebensnotwendig. Die essenziellen Aminosäuren kann unser Körper nicht selbst herstellen oder nur zu einem geringen Teil, zum Beispiel Histidin. Auch die semiessenzielle Aminosäure Arginin wird zu den essenziellen Aminosäuren gezählt, weil der Bedarf in besonderen Situationen erhöht ist. Ein Mangel an Aminosäuren kann sich zum Beispiel körperlich in Leistungsmangel und mental in depressiven Verstimmungen bis hin zu Angststörungen zeigen. Eine Übersicht für den spezifischen Aminosäurenbedarf bei den einzelnen Symptombildern finden Sie auf der vorderen inneren Buchklappe.

Vor allem tierische Produkte sind reich an Aminosäuren. Achten Sie beim Kauf immer auf Regionalität und artgerechte Tierhaltung. Hühnerei-Eiweiß enthält alle wichtigen essenziellen Aminosäuren und ist somit ein wichtiger Bestandteil der ausgewogenen Ernährung. Da es aber auch Östradiol enthält, ist es ein guter Östrogenlieferant bei Östrogenmangel. Bei Progesteronmangel und bei Östrogendominanz sollte es nur in Maßen verzehrt werden. Wenn Sie sich vegan ernähren, achten Sie besonders auf eine ausreichende Zufuhr von Aminosäuren.

Arginin

Arginin ist bei Erwachsenen zwar eine semiessenzielle Aminosäure, bei Heranwachsen, bei der Genesung und bei Stoffwechselerkrankungen wie Diabetes wird sie allerdings zu den essenziellen gezählt.

Arginin fördert die Kalziumaufnahme aus dem Darm, stärkt das Bindegewebe, wirkt entzündungshemmend und schmerzlindernd. Es hilft dem Körper, Stickoxid zu bilden, was die Durchblutung der Genitalien und Eierstöcke fördert. Bei Herz-Kreislauf-Erkrankungen sollten Sie ohne Rücksprache mit Ihrem Arzt oder Ihrer Ärztin kein Arginin einnehmen.

Das europäische Projekt »Bioclaims« unter der Leitung von Brigitte Winklhofer und Johannes Roob an der medizinischen Universität Graz untersuchte das Blut von 28 Frauen während des Zyklus: Je höher die Progesteronkonzentration im Blut war, desto stärker fiel der Argininspiegel. Das bedeutet, dass für die Einnistung einer befruchteten Eizelle und die Aufrechterhaltung einer Schwangerschaft auf eine ausreichende Zufuhr von Arginin über die Nahrung zu achten ist.[23]

Funktionsweise:

- reguliert den Cholesterinspiegel, wirkt präventiv gegen Herz-Kreislauf-Erkrankungen
- fördert die Durchblutung, weil es gefäßerweiternd wirkt
- aktiviert das Immunsystem, indem es die Thymusdrüse stimuliert
- wirkt als DHT-Blocker gegen Haarausfall
- unterstützt den Fettstoffwechsel, indem es die Freisetzung des Wachstumshormons STH (Somatotropes Hormon) fördert
- hilft bei der Entgiftung von Harnstoff

Mangelsymptome:

- erhöhtes Risiko für Bluthochdruck
- erhöhte Cholesterinwerte im Blut
- erhöhtes Risiko für eine Insulinresistenz und eine Diabetes-Typ-2-Erkrankung
- Stimmungsschwankungen und Schlafstörungen
- Erhöhung der Homocystein-Werte im Blut

Wichtigste Lieferanten:

1. Erdnüsse
2. Mandeln
3. Sojabohnen
4. Weizenkeime
5. Linsen
6. Haselnüsse
7. Chiasamen
8. Kürbis- und Pinienkerne
9. Huhn
10. Lachs

Histidin

Histidin kann zu einem geringen Anteil vom Körper selbst hergestellt werden. Es ist ein Baustein von semiessenziellen Aminosäuren.

Histidin wird für die Blutbildung benötigt und ist somit an der Sauerstoffbindung und Versorgung der Zellen beteiligt. Außerdem ist Histidin Bestandteil der Myelinschicht, die die Nervenzellen schützend umhüllt. Daneben ist es für die Reizweiterleitung von Nervenimpulsen wichtig.

Bei Erkrankungen wie Multipler Sklerose, Parkinson und Demenz wird die Myelinschicht beschädigt und abgebaut. Ein zu hoher Histidinspiegel kann allergische Reaktionen fördern, da das Gewebshormon Histamin aus Histidin aufgebaut wird. Bei Stress erhöht sich der Histidinspiegel.

Funktionsweise:

- unterstützt die Entgiftung von Schwermetallen über die Niere
- schützt das Nervengewebe, vor allem das des Hörnervs
- reguliert den pH-Wert als Säurepuffer im Blut
- hilft bei der Regeneration von Gewebe, unterstützt die Wundheilung
- ist Ausgangsstoff von Hämoglobin in den roten Blutkörperchen

Mangelsymptome:

- Eisenmangelanämie
- schlechte Aufnahme von Zink und Eisen

- körperliche und mentale Leistungsschwäche
- gestörter Säure-Basen-Haushalt
- gestörte Immunabwehr

Wichtigste Lieferanten

1. Gouda
2. Huhn
3. Rind
4. Edamer
5. Sojabohnen
6. Erdnüsse
7. Mandeln
8. Linsen
9. Weizenkeime
10. Parmesan

Isoleucin

Isoleucin gehört zusammen mit den Aminosäuren Leucin und Valin zu den sogenannten BCAAs (Branched Chain Amino Acids), die für die Energiegewinnung beim Sport und für die Regeneration der Muskulatur notwendig sind. Es reguliert die Aufnahme und den Verbrauch von Glucose in die Zellen beim Sport und ist notwendig für den Proteinaufbau im Muskelgewebe und in der Leber. Es hilft bei emotionaler und körperlicher Stressbelastung, indem es für den Abbau von Cortisol im Blut sorgt. Außerdem hat es eine regulierende Wirkung auf den Blutzuckerspiegel.

Funktionsweise:

- unterstützt den Muskelaufbau
- reguliert den Blutzuckerspiegel
- fördert die Ausschüttung von Insulin
- bei Stress wird mehr verbraucht, bei Einnahme wirkt es gegen den Stress
- reguliert den Kohlenhydrat-, Fett- und Proteinstoffwechsel

Mangelsymptome:

- körperliche Leistungsschwäche, vor allem beim Sport
- mangelnder Appetit, Antriebslosigkeit
- verlangsamter Stoffwechsel
- erhöhte Anfälligkeit für Stress
- Abbau von Muskelgewebe

Wichtigste Lieferanten:

1. Parmesan
2. Erbsen
3. Sojabohnen
4. Edamer
5. Erdnüsse
6. Cashewkerne
7. Linsen
8. Ei
9. Huhn
10. Vollkornreis

Leucin

Leucin gehört zusammen mit den Aminosäuren Isoleucin und Valin zu den BCAAs. Aufgrund des höchsten Verbrauchs für die Energiegewinnung beim Sport und für die Regeneration der Muskulatur sollte es den größten Teil der drei Aminosäuren ausmachen. Zusätzlich reguliert Leucin das Verhältnis von Muskelmasse zu Körperfett, indem es die Sekretion des Wachstumshormons STH (somatotropes Hormon) steigert und so die Fettverbrennung erhöht. Leucin senkt die Freisetzung des Stresshormons Cortisol, wirkt aber gleichzeitig auch einem Überschuss bei der Serotoninbildung entgegen. Ein zu hoher Serotoninspiegel kann sich in vegetativen Störungen wie Unruhe, erhöhter Herzfrequenz und Ängstlichkeit äußern.

Funktionsweise:
- liefert Energie während des Fastens
- fördert die Wundheilung
- transportiert Stickstoff aus dem Proteinstoffwechsel zur Leber
- ist Gegenspieler des Serotonins
- hat eine schmerzlindernde Wirkung

Mangelsymptome:
- körperliche Leistungsschwäche, vor allem beim Sport
- verlangsamter Stoffwechsel
- Müdigkeit und Antriebslosigkeit
- katabole Stoffwechsellage (durch fehlende Kohlenhydrate erhöhte Fettverbrennung und Energiegewinnung aus Eiweißen)
- erhöhte Schmerzempfindlichkeit

Wichtigste Lieferanten:
1. Parmesan
2. Sojabohnen
3. Edamer
4. Erbsen
5. Linsen
6. Erdnüsse
7. Walnüsse
8. Cashewkerne
9. Mandeln
10. Hafervollkornflocken

Lysin

Lysin gilt als die Anti-Aging-Aminosäure. Es ist gemeinsam mit der AS Threonin Baustein des Kollagens, das für die Elastizität von Knorpelgewebe sowie der Sehnen und Bänder verantwortlich ist und das Bindegewebe stärkt. Für die Kollagensynthese wird Vitamin C benötigt. Lysin wirkt als DHT-Blocker und vermindert den Haarausfall. Zusammen mit der Aminosäure Methionin bildet es das L-Carnitin, das unterstützend bei der Energiegewinnung und der Gewichtsreduktion bei Diäten wirkt. Ein Lysinmangel kann einen Mangel des Neurotransmitters GABA (Gamma-Aminobuttersäure) bewirken, der eine Überaktivität von Nervenimpulsen im Gehirn verhindert.

Funktionsweise:
- kann bei Herpesinfektionen lindernd wirken
- fördert die Kalziumaufnahme
- wirkt entzündungshemmend
- stärkt die Immunabwehr
- senkt die Blutfette und unterstützt das Herz-Kreislauf-System

Mangelsymptome:
- empfindliche, zu Entzündungen neigende Haut
- vermehrter Haarausfall
- Knochenschmerzen, Gelenkbeschwerden, Osteoporoseneigung
- erhöhte Infektanfälligkeit
- Neigung zu Bindehautentzündungen der Augen

Wichtigste Lieferanten:
1. Edamer
2. Rind
3. Sojabohnen
4. Linsen
5. Kichererbsen
6. Erdnüsse
7. Buchweizen
8. Mandeln
9. Haferflocken
10. Walnüsse

Methionin

Methionin bildet mit der AS Lysin das L-Carnitin, das für die Bereitstellung von Energie für den Kohlenhydrat-, Fett- und Proteinstoffwechsel wichtig ist. Es wirkt als Gegenspieler bei allergischen Reaktionen, indem es den Histaminspiegel beschleunigt senkt. Es unterstützt zusammen mit Zink die Leberentgiftung und sorgt für einen erholsamen Schlaf. Ein erhöhter Methioninspiegel im Blut steigert die Kalziumausscheidung über die Nieren, kann die Bildung von Nierensteinen begünstigen und das Risiko, an Osteoporose zu erkranken, erhöhen.

Funktionsweise:
- reguliert Überreaktionen des Immunsystems bei Allergien
- reguliert den Säure-Basen-Haushalt
- regt die Serotoninsynthese an
- neutralisiert aggressive chemische Verbindungen aus dem Zellstoffwechsel
- hilft bei der Entgiftung von Schwermetallen und Medikamentenrückständen

Mangelsymptome:
- Fetteinlagerungen in der Leber
- erhöhte Allergiebereitschaft
- verlangsamter Stoffwechsel
- Wassereinlagerungen im Gewebe
- Haarausfall

Wichtigste Lieferanten:
1. Paranüsse
2. Edamer
3. Sesam
4. Rind
5. Sojabohnen
6. Brokkoli
7. Spinat
8. Speisequark
9. Mandeln
10. Kichererbsen

Phenylalanin

Phenylalanin ist der Ausgangsstoff für das Hormon Tyrosin, das wiederum der Ausgangsstoff für die Neurotransmitter Noradrenalin, Adrenalin und Dopamin ist. Somit ist es notwendig, um entsprechend auf Stresssituationen zu reagieren. Zusätzlich ist Tyrosin der Ausgangsstoff der Schilddrüsenhormone T3 (Trijodthyronin) und T4 (Thyroxin) und der Baustein einiger semiessenzieller Aminosäuren. Phenylalanin ist notwendig für Gehirnfunktion und Gedächtnisleistung. Durch die Erhöhung des Adrenalin- und Noradrenalinspiegels im Gehirn wirkt es stimmungsaufhellend und gilt als leichtes Antidepressivum.

Funktionsweise:
- hilft beim Aufbau von semiessenziellen Aminosäuren
- hilft beim Aufbau von Schilddrüsenhormonen
- wirkt stimmungsstabilisierend
- hilft beim Aufbau von Neurotransmittern
- unterstützt den Hirnstoffwechsel

Mangelsymptome:
- gestörte Biosynthese von Aminosäuren
- neurologische Störungen
- Gedächtnisschwäche und Konzentrationsstörungen
- depressive Verstimmungen
- erhöhte Stressanfälligkeit

Wichtigste Lieferanten:
1. Sojabohnen
2. Erdnüsse
3. Mandeln

4. Weizenkeime
5. Linsen
6. Rind
7. Garnelen
8. Hafervollkornflocken
9. Huhn
10. Milchprodukte

Threonin

Threonin sorgt für die Stabilität und Elastizität von Muskel- und Bindegewebe. Es verstärkt die Aufnahme der AS Lysin, mit der es kollagene Fasern für Sehnen, Bänder und Muskelgewebe bildet; für die Bildung wird Vitamin C benötigt. Es wirkt als Magenschutz gegen aggressive Keime und chemische Substanzen. Bei Kindern im Wachstum, bei stark leistungsbezogenem Sport und bei langanhaltender körperlicher und emotionaler Stressbelastung besteht ein erhöhter Threoninbedarf. Ein Threoninmangel ist selten, nur bei veganer Ernährung ist das Risiko erhöht. Die Vitamine B_3, B_6 und Magnesium schützen vor einem beschleunigten Abbau von Threonin. Bei verstärktem Abbau entsteht Harnstoff, der über die Nieren ausgeschieden werden muss.

Funktionsweise:
- produziert Immunglobuline und Antikörper
- bildet eine Schutzschicht im Magen
- regt den Fettstoffwechsel an
- hilft beim Aufbau und bei der Regeneration von Schleimhäuten
- sorgt für eine angepasste Stressreaktion (nicht zu viel und nicht zu wenig)

Mangelsymptome:
- gestörte Immunabwehr
- Neigung zu Magenschleimhautentzündungen (Gastritis)
- Neigung zu Sehnen- und Bänderverletzungen
- Bindegewebsschwäche, Cellulitis
- erhöhtes Risiko von chronisch entzündlichen Darmerkrankungen

Wichtigste Lieferanten:
1. Sojabohnen
2. Edamer
3. Linsen
4. Lachs
5. Erdnüsse
6. Mandeln
7. Weizenkeime
8. Ei
9. Rind
10. Huhn

Tryptophan

Tryptophan hat großen Einfluss auf den Hirnstoffwechsel, wirkt positiv auf die geistige Stimmung und ist wesentlich für einen erholsamen Schlaf. Es ist die Vorstufe des Neurotransmitters Serotonin, dem »Glückshormon«. Aus Serotonin wird Melatonin gebildet, das für einen erholsamen Schlaf unabdingbar ist. Ein erhöhter Serotoninspiegel macht zwar gute Laune, aber auch träge und schläfrig. Tryptophan lässt sich in die Schilddrüsenhormone umwandeln und kann bei Bedarf eine Überlastung der Schilddrüse verhindern.

Funktionsweise:
- ausgeglichene Gedächtnisleistung (gutes Gedächtnis, gute Merkfähigkeit, aber auch keine Überreaktion wie bei ADHS)
- fördert den Leberstoffwechsel
- unterstützt die Immunabwehr im Darm

- sorgt für gute Stimmung
- sorgt für erholsamen Schlaf

Mangelsymptome:
- Migräneneigung
- Ein- und Durchschlafstörungen
- depressive Verstimmung
- erhöhtes Risiko für Harnwegsinfekte
- Hautprobleme wie Neurodermitis

Wichtigste Lieferanten:
1. Cashewkerne
2. Sojabohnen
3. Edamer
4. Linsen
5. Haselnüsse
6. Hafervollkornflocken
7. Walnüsse
8. Kakao
9. Datteln
10. Feigen

Valin

Valin ist neben den Aminosäuren Leucin und Isoleucin die dritte im Bund der BCAAs, die für die Energiegewinnung beim Sport und für die Regeneration der Muskulatur notwendig sind. Es ist der Ausgangsstoff der Pantothensäure (Vitamin B_5) und des Neurotransmitters Glutamat, der für die Steuerung der Bewegung, die Verarbeitung von Sinnesreizen und für die Wahrnehmung zuständig ist. Valin fördert das Lernen und die Gedächtnis-Erregungs-Leitung im Gehirn. Bei einem Mangel kann es zu Übererregbarkeit der Sinneszellen und Koordinationsstörungen kommen; ein Mangel ist allerdings selten.

Funktionsweise:
- fördert die körperliche und geistige Leistungsfähigkeit
- verhindert Koordinations- und Wahrnehmungsstörungen
- reguliert den Blutzuckerspiegel
- unterstützt die Sinneswahrnehmung
- unterstützt Berührungsempfindungen

Mangelsymptome:
- mangelnde körperliche und geistige Leistungsfähigkeit
- Muskelkrämpfe
- Überempfindlichkeit bei Sinnesreizen
- Sensibilitätsstörungen
- erhöhter Blutzuckerspiegel

Wichtigste Lieferanten:
1. Vollkornreis
2. Lachs
3. Parmesan
4. Walnüsse
5. Erdnüsse
6. Haselnüsse
7. Cashewkerne
8. Weizen
9. Sojabohnen
10. Milchprodukte

Bevor Sie anfangen zu kochen

Neben praktischen Tipps finden Sie Informationen zu Ei-Ersatz und Zucker. Außerdem geben wir Hinweise, welche Zutaten bei welchem Hormonstatus helfen.

Wir haben Rezepte für Frühstück, kleine Gerichte (Salate, Suppen) und Süßes sowie Hauptgerichte für Sie zusammengestellt. Die Rezepte sind schnell und einfach nachgekocht, damit Sie nicht unnötig lang in der Küche stehen müssen.

Die meisten Rezepte sind für zwei Portionen berechnet, Ausnahmen gibt es bei Backwaren, Pizza und Quiches. Neben der Zubereitungszeit werden Kühl-, Geh- und Backzeiten extra ausgewiesen.

Zuordnung der Rezepte zum Hormonstatus

Wir haben alle unsere Rezepte dem jeweiligen Hormonstatus zugeordnet, den Sie über jedem Rezept finden. So können Sie das für Sie passende Rezept auswählen. Am Ende des Rezepts gibt es Zutaten-Varianten für die anderen beiden Hormonstatus. Die Nährwertangaben beziehen sich auf das Hauptrezept, die Austauschvarianten sind nicht berechnet.

Bei den Rezepten für Östrogenmangel haben die Austauschvarianten in der Regel einen höheren Kaloriengehalt, da sie reich an Eiern und fettreichen Milchprodukten sind, die viel Östradiol enthalten. Östradiol hilft bei der Hormonumstellung, den Stoffwechsel aktiv zu halten, die Nebenwirkungen zu reduzieren und gesund zu bleiben. Also keine Angst vor diesen Kalorien, sie helfen!

Tipps für die Zubereitung

Bei der Rezeptentwicklung haben wir Wert darauf gelegt, dass die Rezepte möglichst schnell zubereitet werden können, damit sie alltagstauglich sind. Deshalb haben wir uns auf wenige Zutaten und einfache Zubereitungsmethoden beschränkt. Natürlich braucht ein Kuchen, ein Brot oder eine Quiche etwas länger – aber dafür haben Sie auch länger etwas davon.

Achten Sie bei Obst und Gemüse auf Sorten aus Deutschland oder dem europäischen Umland, die gerade reif sind, zum Beispiel Erdbeeren von April bis Juli, Tomaten von Juni bis September. Außerhalb der Reifezeiten, zum Beispiel im Winter, können Sie auch auf Tiefkühlprodukte zurückgreifen, sie sind sehr hochwertig. Hierbei ist es wichtig, dass sie »pur« sind, also ohne Gewürze, Zucker oder »Blubb«. Bei Progesteronmangel wirken Erdbeeren und bei Östrogenmangel Himbeeren besonders gut, deshalb sind sie sehr häufig in den Rezepten zu finden. Im Internet finden Sie Saisonkalender für Obst und Gemüse (Link im Serviceteil, Seite 159).

Zeitsparen bei der Zubereitung

Mit diesen fünf Tipps sparen Sie viel Zeit bei der Zubereitung der Mahlzeiten:

1. Mealprep: Bereiten Sie von einer Mahlzeit die doppelte Menge zu. Frieren Sie die Hälfte ein oder legen Sie am nächsten Tag eine Kochpause ein. Sie brauchen das Essen dann nur noch zu erwärmen.
2. Rösten Sie Nüsse und Kerne gleich in einer größeren Menge an. Das spart Zeit und es ist immer etwas da.
3. Ersetzen Sie frisches Obst und Gemüse durch tiefgekühltes. Dadurch sparen Sie die Zeit für Waschen, Schälen und Kleinschneiden.
4. Werden mehrere Obst- oder Gemüsesorten im Rezept genannt, entscheiden Sie sich für nur eine Sorte, das spart Zeit.
5. Kaufen Sie Zitronensaft als 100 % Direktsaft in einer dunklen Flasche. Das spart die Zeit für das Auspressen und Reinigen der Presse.

Zehn zeitsparende Küchengeräte:

1. Standmixer
2. Handmixer
3. Pürierstab
4. scharfe Messer
5. Knoblauchpresse
6. Küchenmaschine
7. Multi-Zerkleinerer
8. Salatschleuder
9. Sparschäler
10. Zitronenpresse

Gut zu wissen

Interessante Informationen zum Ei-Ersatz, zu Zuckeralternativen und zu Verdickungsmitteln finden Sie auf den folgenden Seiten.

Ei-Ersatz

Ei als Zutat in herzhaften, süßen, kalten und warmen Speisen lässt sich problemlos durch pflanzliche Alternativen ersetzen. Dabei bieten sich viele Möglichkeiten, Neues auszuprobieren und kennenzulernen. Es gibt aber keine universelle Alternative, die für alle Anwendungen passend ist. Deshalb lohnt es sich, einen Blick auf die Aufgabe des Eies im Gericht zu werfen. Die jeweilige Funktion des Eies kann so mit einer Vielzahl von Lebensmitteln und Zutaten erreicht werden.

Bindung: Tofu, Flohsamenschalen, Leinsamen, Chiasamen, Sojamehl, Ei-Ersatzpulver, Tomatenmark, Kartoffelpüree

Lockerung: Backpulver, Natron (plus Säure, zum Beispiel Apfelessig oder Zitronensaft), Hefe, Aquafaba, Mineralwasser (mit Kohlensäure)

Saftigkeit: Apfelmus, Bananenpüree, Kürbis- oder Avocadomus, Pflanzendrink, Kokosöl, Margarine

Stabilität: Johannisbrotkernmehl, Guarkernmehl, Stärke (zum Beispiel Maisstärke, Weizenstärke, Kartoffelstärke), Pfeilwurzelmehl

Farbe: Kurkuma, Mangosaft, Safran

Geschmack: Kala-Namak-Salz

Möglichkeiten zum Ei-Ersatz:

- Mischung aus 2 EL Mehl, 2 EL Backpulver, 2 EL Öl, 2 EL Wasser; entspricht 1 Ei; besonders geeignet für Rezepte, bei denen ganze bzw. mehrere Eier ersetzt werden sollen.
- 1 EL geschrotete Leinsamen mit 2 EL Wasser verrühren und 5–10 Min. quellen lassen; entspricht 1 Ei.
- 50 g Wasser mit 5 g Leinmehl verrühren und 5 Min. quellen lassen; entspricht 1 Ei; feine, hohe Stabilität, dennoch locker.
- Backpulver und Sprudelwasser sorgen für Luftigkeit, zum Beispiel im Biskuit, in Pfannkuchen und Muffins. Backpulver angepasst an die Mehlmenge nehmen, sonst schmeckt es vor. Bei Sprudelwasser ungefähr einen Schuss nehmen, ggf. auch mehr. Achten Sie auf die Konsistenz.
- Fruchtpürees sorgen für Auflockerung und Fruchtigkeit in Muffins oder Kuchen, zum Beispiel geriebener Apfel oder Apfelmus, zerdrückte Banane. Nehmen Sie 2–3 EL dazu und achten Sie auf die Konsistenz des Teigs. Fügen Sie ggf. auch mehr dazu.
- Cashew- oder Sojasahne sorgen für Färbung, Glanz, Cremigkeit und leichte Bindung; je nach Menge des Gerichts 1 EL bis zu 200 ml dazugeben.
- Kurkuma bringt Farbe ins Essen; je nach Menge des Gerichts starten Sie mit 1 TL.
- Wasser eignet sich zum Verkleben von Teigrändern.

Zucker und Zuckeralternativen

Mit dem Begriff »Zucker« ist Haushaltszucker (Saccharose, Kristall-, Rohr-, Rübenzucker, brauner oder raffinierter Zucker) gemeint. In der Lebensmittelindustrie wird er nicht nur zum Süßen genutzt, sondern auch als Geschmacksverstärker, Konservierungsmittel oder günstiger Füllstoff. In der Zutatenliste von verpackten Lebensmitteln ist Zucker unter vielen verschiedenen Namen zu finden. Hinter allem, was auf -ose endet (zum Beispiel Laktose, Maltose) verbirgt sich letztlich Zucker. Flüssiger industrieller Zucker heißt meist Sirup (zum Beispiel Maissirup, Glukose-Fruktose-Sirup).

Ein zu hoher Zuckerkonsum fördert die Entstehung von Übergewicht und damit verbundenen Erkrankungen, zum Beispiel Diabetes mellitus und Herz-Kreislauf-Erkrankungen. Aufgrund der Auswirkungen von Zucker wird oft nach »besseren« Alternativen zum Süßen gesucht.

Honig, Agavendicksaft, Ahornsirup, Reissirup und Dattelsirup sind beliebte Zuckeralternativen natürlichen Ursprungs. Sie verfügen über charakteristische Geschmacksnoten und enthalten geringe Mengen an Mineralstoffen. Sie bestehen aus Einfachzuckern und sind nicht viel kalorienärmer als Zucker. Die Süßkraft variiert je nach Produkt.

Obst kann aufgrund des enthaltenen Fruchtzuckers als natürliche Alternative zum Süßen verwendet werden. Besonders eignen sich Datteln oder Bananen, da sie zu einer Paste verarbeitet werden können, die Sie zum Beispiel gut zum Backen nutzen können.

Kaloriengehalt von Zuckeralternativen

Zuckeralternative	kcal pro 100 g
Haushaltszucker	405 kcal
Agavendicksaft	310 kcal
Honig	306 kcal
Datteln	297 kcal
Xylit	236 kcal
Stevia	7 kcal
Erythrit	0

Alternative Süßungsmittel

Süßungsmittel sind kalorienarme Zuckeralternativen, die sich in zwei Gruppen einteilen lassen:

Zuckeraustauschstoffe sind Zuckeralkohole, die den Blutzuckerspiegel nicht ansteigen lassen, da sie insulin-unabhängig verstoffwechselt werden. Bei Verwendung in Maßen stellen diese Süßungsmittel eine gute Alternative dar. Im Supermarkt erhältlich sind meistens Erythrit oder Xylit. In den Rezepten wird Erythrit verwendet, da es bei gleicher Konsistenz und Süßkraft kalorienfrei ist.

Süßstoffe können synthetischen (zum Beispiel Aspartam, Acesulfam und Cyclamat) und natürlichen (zum Beispiel Stevia) Ursprungs sein. Über ihre Wirkung auf den Blutzuckerspiegel streitet die Forschung. Ihre Süßkraft ist um das 30- bis 37 000-Fache höher als Zucker. Besonders kritisch ist Aspartam, denn es wird im Körper zu Methanol abgebaut und in der Leber zu Formaldehyd verstoffwechselt. Die drei genannten synthetischen Süßstoffe stehen im Verdacht, krebserregend zu sein.

Das Forscherteam unter der Leitung von Dr. E. Elinav und E. Segal vom Weizmann Institut (Rehovot/Israel) hat nachgewiesen, dass Süßstoffe das Körpergewicht erhöhen und die Zusammensetzung der Darmbakterien in der Darmflora verändern können.[10] Durch synthetische Süßstoffe kommt über die Geschmacksnerven im Gehirn die Information »süß« an, aber die Ausschüttung des Hormons Dopamin im Belohnungszentrum bleibt aus. Beim Verzehr von Zucker kommt Glucose im Gehirn an, es wird Dopamin ausgeschüttet und es stellt sich ein Wohlgefühl ein. Dopamin steigert die Wahrnehmung und die körperliche und geistige Leistungsfähigkeit. Ein Dopaminmangel kann zu Konzentrationsstörungen, fehlender Motivation und Antriebslosigkeit führen.

Verdickungsmittel

Verdickungsmittel sind Stoffe, die in der Lage sind, Wasser zu binden. In der Lebensmittelindustrie werden Verdickungsmittel bei der Herstellung von Suppen, Soßen, Cremes oder Dressings eingesetzt, um die gewünschte Viskosität, also die Sämigkeit, zu erhalten. Darüber hinaus können die meisten Verdickungsmittel auch als Stabilisatoren (Konsistenz erhaltend) oder Emulgatoren (verbindend, zum Beispiel Öl und Wasser) fungieren.

Häufig in den Zutatenlisten von Lebensmitteln zu findende natürliche Verdickungsmittel sind Guarkernmehl sowie Johannisbrotkernmehl. Gewonnen werden sie aus dem Nährgewebe der Samen der Guarbohne und aus Johannnisbrotkernen, die zu feinem Mehl vermahlen werden. Ein weiteres Verdickungsmittel ist Pfeilwurzmehl, auch bekannt als »Arrowroot«. Dieses Stärkemehl wird aus den Wurzeln tropischer Pfeilwurzelpflanzen gewonnen.[10]

In unseren Rezepten verwenden wir vor allem Johannisbrotkernmehl, weil es kalorienarm ist und in kalten und heißen Speisen verwendet werden kann. Außerdem wird es, im Vergleich zum Pfeilwurzmehl, regionaler, nämlich im Mittelmeerraum, angebaut. Im Handel ist es leichter zu finden als Guarkernmehl. Achten Sie beim Einkauf auf eine umweltfreundliche Verpackung, zum Beispiel aus Glas. Zu finden ist Johannisbrotkernmehl meistens bei der Gemüsebrühe im Bio-Bereich.

Kalorien zum Binden von 250 ml Soße:

- 1 Messlöffel Johannisbrotkernmehl 6 kcal
- 1 Messlöffel Guarkernmehl 1 kcal
- 3 TL Pfeilwurzmehl 54 kcal
- 1 EL Weizenstärke 104 kcal
- 60 g geriebene Kartoffel 46 kcal

Welche Zutaten helfen bei welchem Hormonstatus?

Manche Nusssorten, Kräuter, Gewürze, Toppings, Pestos, Müslis und Zutaten für Nussaufstriche eignen sich besonders für einen bestimmten Hormonstatus.

Grüne Minze – Pfefferminze: Grüne Minze hat eine ausgleichende Wirkung auf das Hormonsystem, sie senkt den Testosteronspiegel und steigert den Östrogenspiegel. Pfefferminze ist eine Kreuzung aus grüner Minze und Wasserminze, sie unterstützt die Leberfunktion und hilft bei Zyklusbeschwerden, zum Beispiel schmerzhafter Menstruation und Wassereinlagerungen.

Zwiebel – weiße Zwiebel: Die schärferen gelben und roten Zwiebeln enthalten Phytohormone (Beta-Sitosterol/Stigmasterol), die bei Östrogendominanz und Östrogenmangel ausgleichend auf das Hormonsystem wirken. Die milderen weißen Zwiebeln enthalten das progesteronähnliche Diosgenin und können daher besser einen Progesteronmangel ausgleichen als andere Zwiebelsorten.

Progesteronmangel

Die im Folgenden aufgeführten Lebensmittel helfen Ihnen bei Progesteronmangel, schneller eine optimale Einkaufsliste zu schreiben. So haben Sie die Zutaten immer im Haus und können daraus geeignete Toppings, Pestos und Müsli kreieren.

Nüsse: Haselnüsse, Macadamianüsse, Flohsamen, Pinienkerne, Pistazien, Kokosnüsse, Mandeln, Paranüsse, Sojakerne, Walnüsse

Kräuter: Basilikum, grüne Minze, Thymian, Bohnenkraut, Dill, Estragon, Frauenmantel, Kamille, Majoran, Melisse, Petersilie, Pfefferminze, Rosmarin

Gewürze: Mönchspfeffer, Piment, Alfalfa, Anis, Chili, Kardamom, Kurkuma, Kümmel, Muskatnuss, Nelke, Steinklee, Sternanis, Zimt

Sonstiges: Meerrettich, Papayasamen, Süßholz, Ingwer, Knoblauch, Löwenzahn, Passionsblume, Ringelblume, Walnussblätter, Olivenöl, Honig, Stevia

Toppings: Papayasamen, Pistazien, Pinienkerne

Zutaten für Pesto: frischer Knoblauch, frischer Ingwer, Pinienkerne, Olivenöl, Chili, frisches Basilikum, frische grüne Minze, Mönchspfeffer, Parmesan (30 % Fett)

Zutaten für Müsli: Flohsamen, gehackte Haselnüsse, gehackte und geröstete Pistazien, Sojaflocken, Hafervollkornflocken, gepuffte Quinoa, Rosinen, Kakaonips, Zimt

Zutaten für Nussaufstrich: Avocados, Haselnussmus, gehackte Haselnüsse oder Pistazien, Macadamia- oder Pistazienmus, Kakaopulver, Kurkuma

Östrogendominanz

Die im Folgenden aufgeführten Lebensmittel ermöglichen Ihnen bei Östrogendominanz eine schnelle Übersicht, was Sie immer im Haus haben sollten. So können Sie dann im Handumdrehen geeignete Toppings, Pestos und Müsli kreieren.

Papaya – gesunde Tropenfrucht

Papaya lindert Magen-Darm-Beschwerden wie Blähungen, Magenverstimmungen und Verstopfungen. Das nährstoffhaltige Fruchtfleisch enthält Papain, ein proteinspaltendes Enzym, das die Verdauung fördert. Neben Papain enthält die Papaya hohe Anteile an Vitamin A, C, E und Beta-Carotin. Darüber hinaus ist sie eine gute Quelle für Magnesium, Kalium und eine Reihe von B-Vitaminen wie Folsäure und Pantothensäure. Papayasamen können Sie trocknen und wie Pfeffer mahlen oder einfach als Topping verwenden.

Nüsse: Cashewkerne, Leinsamen, Walnüsse, Erdnüsse, Haselnüsse, Mandeln, Paranüsse, Pistazien, Sesam, Sojakerne

Kräuter: Dill, Estragon, Petersilie, Thymian, Basilikum, grüne Minze, Kamille, Majoran, Melisse, Pfefferminze, Rosmarin, Salbei, Schnittlauch, wilder Thymian (Quendel)

Gewürze: Chili, Kurkuma, Pfeffer, Anis, Kreuzkümmel, Kümmel, Lorbeerblätter, Muskatnuss, Sternanis, Wacholderbeeren, Zimt

Sonstiges: Ingwer, Senf, Brennnesseln, Kohlrabiblätter, Knoblauch, Löwenzahn, Mariendistel, Weißdorn

Toppings: Erdnüsse, Haselnüsse, Sojakerne

Zutaten für Pesto: frischer Knoblauch, frischer Ingwer, Leinöl, geschrotete Leinsamen, Cashewkerne, getrocknete Gojibeeren, frisches Basilikum, frische Kohlrabiblätter, Pfeffer, Parmesan (30 % Fett)

Zutaten für Müsli: Kokosflocken, gehackte Cashewkerne und Haselnüsse, geschrotete Leinsamen, Datteln, getrocknete Feigen oder Pflaumen, Hafervollkornflocken, Sojaflocken, Weizenkleie oder -keime

Zutaten für Nussaufstrich: Avocado, Tahin (Sesammus), Mandelmus, geschrotete Leinsamen, Kakaopulver, Sesam

Östrogenmangel

Die im Folgenden aufgeführten Lebensmittel geben Ihnen bei Östrogenmangel eine schnelle Übersicht, welche Zutaten Ihren Östrogenspiegel am besten ansteigen lassen. Die Toppings, Pestos und Müsli sind Vorschläge. Nehmen Sie Ihre Lieblingszutaten aus der Liste und werden Sie selbst kreativ.

Nüsse: Erdnüsse, Mandeln, Pekannüsse, Sesam, Walnüsse, Cashewkerne, Kokosnüsse, Kürbiskerne, Leinsamen, Paranüsse, Sojakerne

Kräuter: Koriander, Oregano, Rotklee, Salbei, Schafgarbe, Basilikum, Bohnenkraut, Estragon, Gartenkresse, Johanniskraut, Kamille, Melisse, Pfefferminze, Schnittlauch, Rosmarin, Thymian

Gewürze: Bockshornklee, Chili, Oregano, Salbei, Thymian, Wacholderbeeren, Anis, Kardamom, Kreuzkümmel, Kümmel, Kurkuma, Lorbeerblätter, Muskatnuss, Pfeffer, Schafgarbe, Sternanis, Zimt

Sonstiges: Holunderbeeren, Hopfen, Johanniskraut, Knoblauch, Senf, Brennnesseln, Ginseng, Grünkohl (Pesto), Ingwer, Kapern, Kohlrabiblätter, Mariendistel, Löwenzahn, Rucola, Zitronengras

Toppings: Mandeln, Pekannüsse, Walnüsse

Zutaten für Pesto 1: Knoblauch, Oregano, Zitronengraspulver, Sanddornmark, Oliven- oder Mandelöl, gemahlene Mandeln, Bockshornkleepulver, Parmesan (45 % Fett)

Zutaten für Pesto 2: Knoblauch, Grünkohl, Salbei, Erdnussöl, gemahlene Erdnüsse, Bockshornkleepulver, Parmesan (45 % Fett)

Zutaten für Müsli: Kokosflocken, gehackte Walnüsse, gerösteter Sesam, getrocknete Gojibeeren, Zitronengraspulver, gepuffter Amaranth, Sojaflocken, getrocknete Aprikosen, Weizenkleie

Zutaten für Nussaufstrich: Avocado, Erdnussbutter, Mandelmus, Kakaopulver, gehackte Mandeln

Abkürzungen in den Rezepten

EL	Esslöffel
TL	Teelöffel
mg	Milligramm
g	Gramm
l	Liter
ml	Milliliter
Pck.	Päckchen
Msp.	Messerspitze
TK	Tiefkühlware

Abkürzungen der Hormonstatus:

PM	Progesteronmangel
ÖD	Östrogendominanz
ÖM	Östrogenmangel

Abkürzungen der Nährwerte

kcal	Kilokalorien
E	Eiweiß
F	Fett
KH	Kohlenhydrate

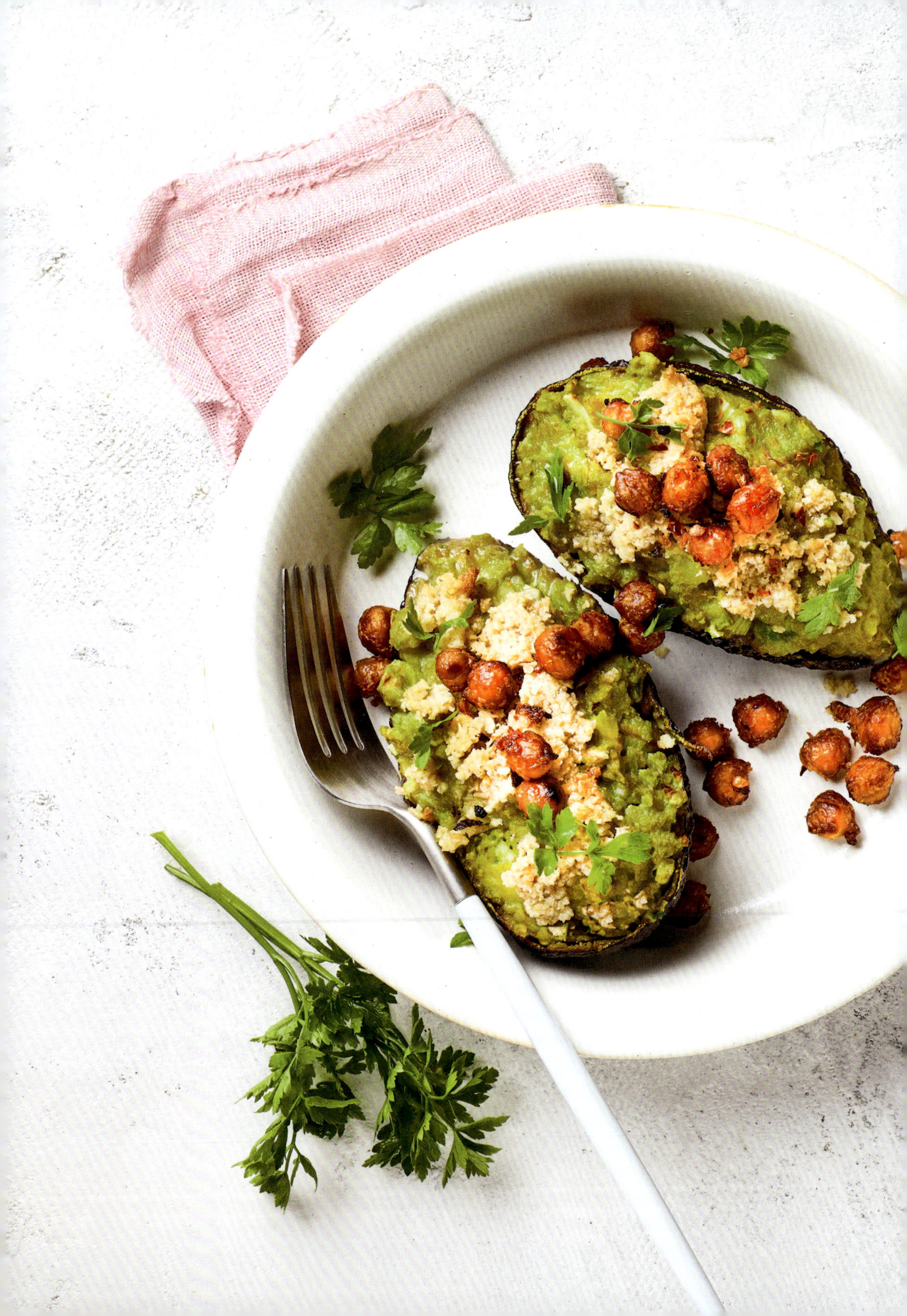

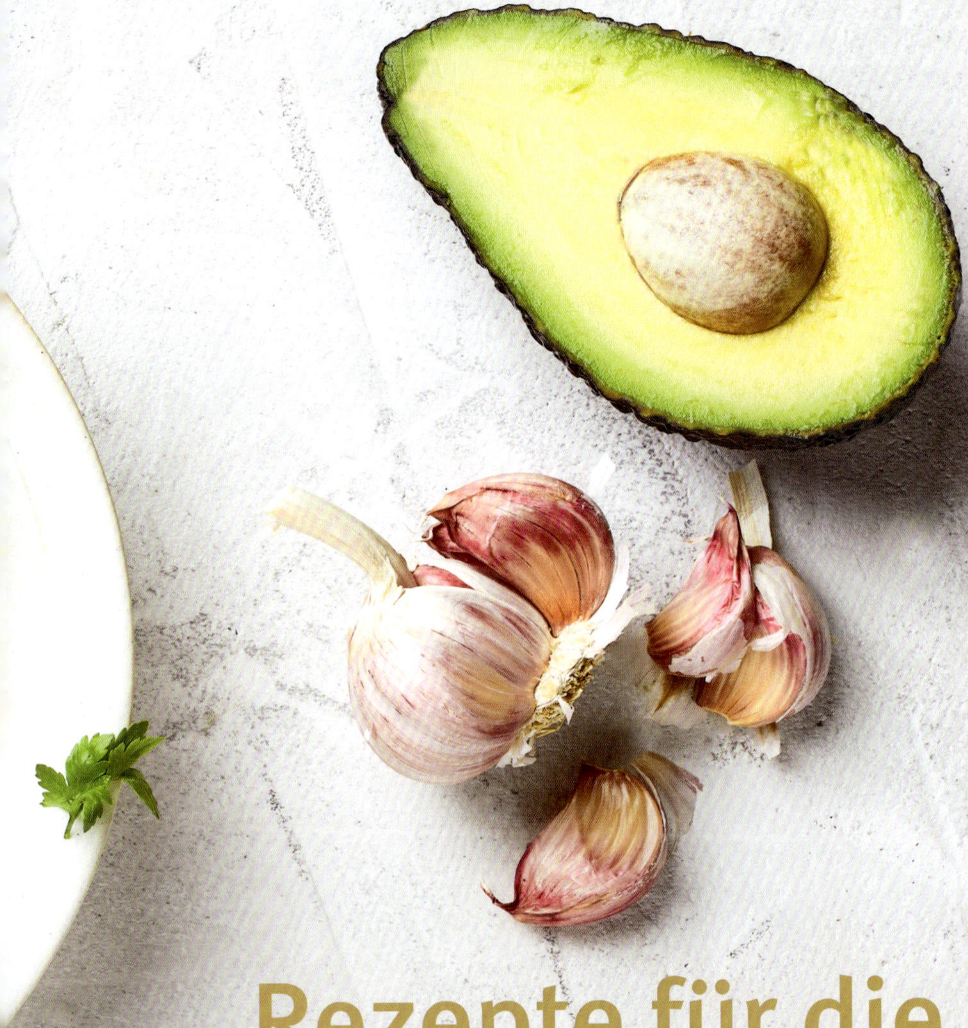

Rezepte für die Hormonbalance

Jetzt wird's praktisch, denn wir zeigen Ihnen, wie Sie Ihr theoretisches Wissen in leckere Gerichte umsetzen können, die zu Ihrem Hormonstatus passen.

FRÜHSTÜCK

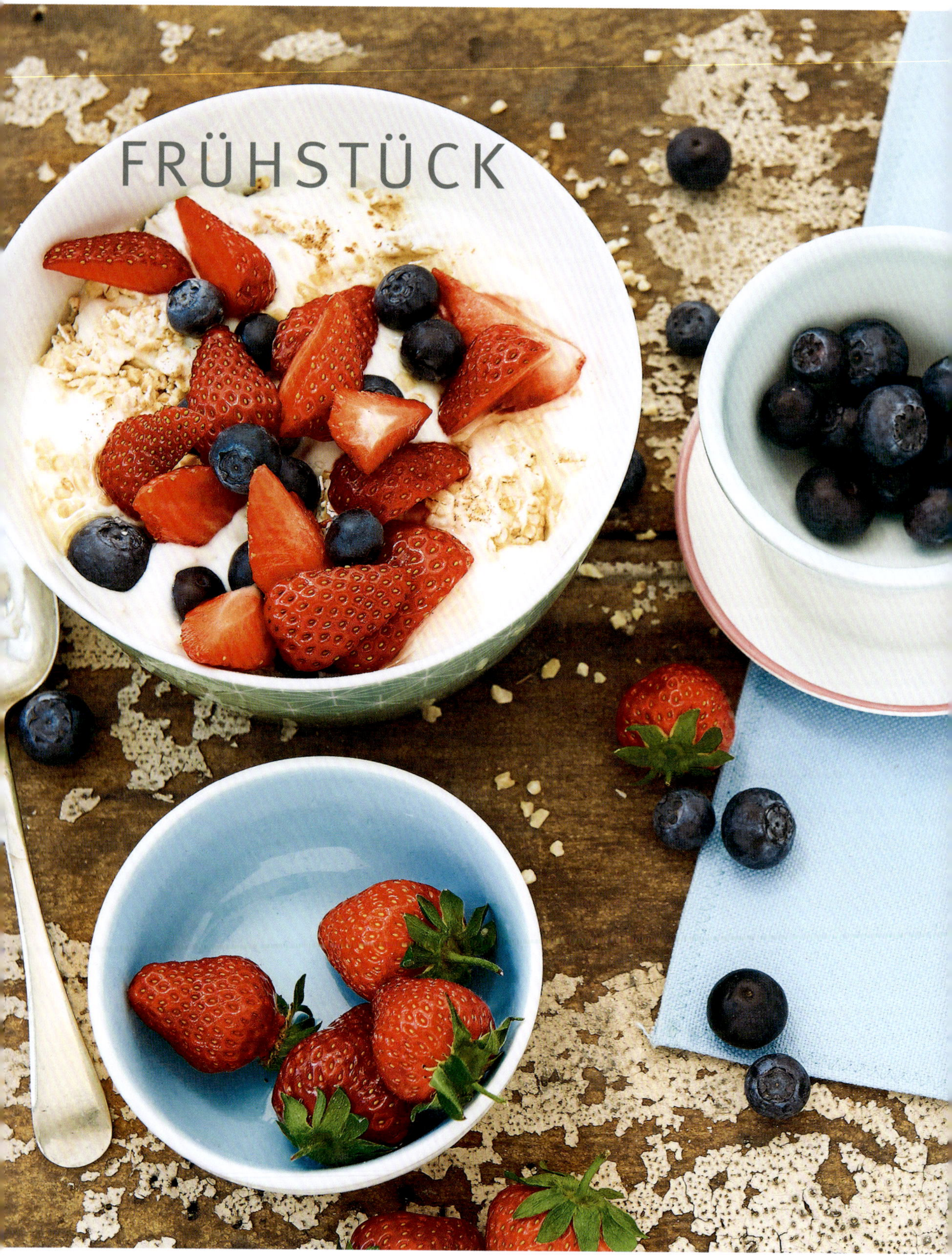

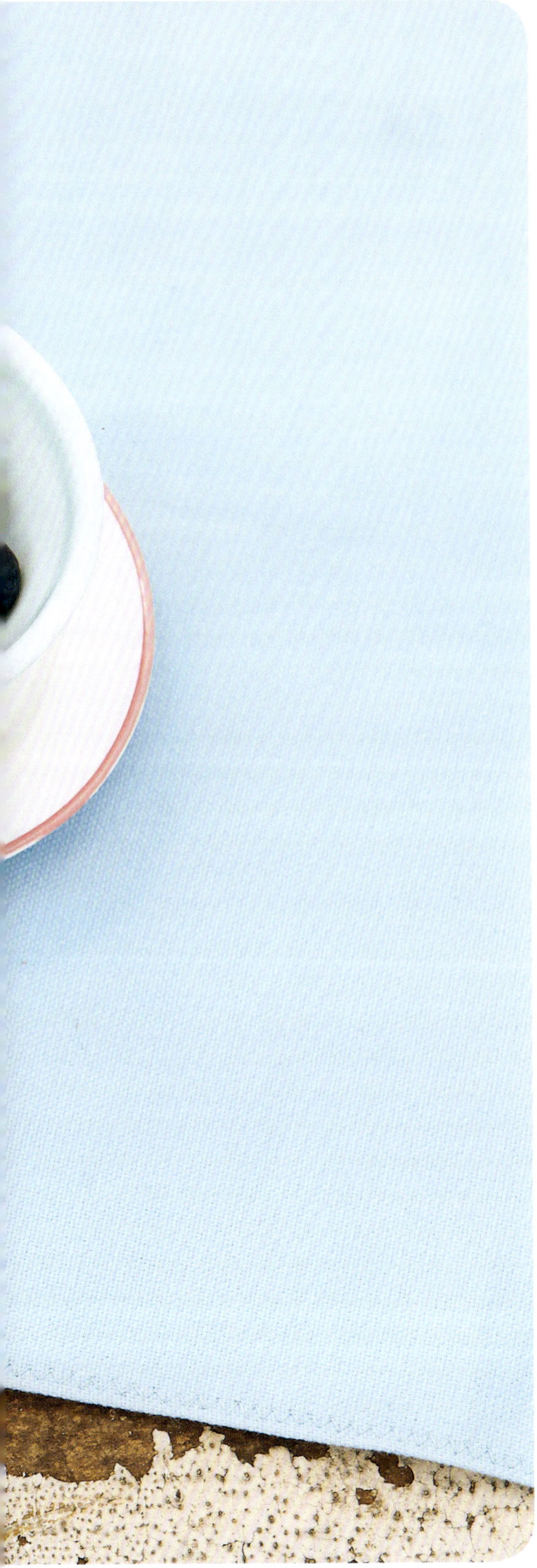

Progesteronmangel

Bunte Frühstücksbeeren

Für 2 Portionen

10 Min.

100 g Hafervollkornflocken • 100 g Sojamilch • 2 EL Zitronensaft • 60 g gehackte Mandeln • 200 g Joghurt, 1,5 % Fett • 1 TL Zimt • 1 EL Agavendicksaft • 125 g Erdbeeren • 200 g Heidelbeeren

- Haferflocken mit Sojamilch, Zitronensaft, Mandeln, Joghurt und Zimt verrühren. Mit Agavendicksaft nach Geschmack süßen. In zwei Schälchen geben.

- Erdbeeren und Heidelbeeren waschen, Erdbeeren vierteln und mit Heidelbeeren mischen. Auf den Brei geben und servieren.

Östrogendominanz wie Rezept

Östrogenmangel Sahne statt Sojamilch, Joghurt 3,8 % Fett statt fettarmer, Himbeeren statt Erdbeeren

Nährwerte pro Portion

360 kcal • 14 g E • 21 g F • 28 g KH

Progesteronmangel

Green-Hawaii-Drink

Für 2 Portionen
7 Min.

2 Handvoll Feldsalat • 100 g Salatgurke • 2 Stangen Staudensellerie • 150 g Ananas • 2 Bananen • stilles Mineralwasser

- Gemüse waschen. Obst schälen, beides putzen und in grobe Stücke schneiden.

- Blattgrün in den Mixer geben und mit Wasser auffüllen. Mixvorgang auf niedrigster Stufe starten, langsam bis zur höchsten Drehzahl steigern, damit das Blattgrün fein zerkleinert wird. Anschließend den Mixer anhalten.

- Restliche Zutaten hinzugeben und erneut mixen.

- Drink in zwei Gläser füllen und genießen.

Östrogendominanz wie Rezept

Östrogenmangel frischer Spinat statt Feldsalat, Chicorée statt Salatgurke, 2 TL Sanddornmark

Info Die im Spinat vorkommenden Nitrate nähren die Mitochondrien der Muskelzellen und versorgen die Muskulatur so mit Energie.

Nährwerte pro Portion
80 kcal • 3 g E • 1 g F • 15 g KH

Progesteronmangel

Buchweizen-Porridge

Für 2 Portionen
10 Min. + 10 Min. Kochzeit

150 g Buchweizenkörner • 300 ml Sojamilch • 4 EL Backkakao • 2 TL Zimt • 6 getrocknete Datteln • 2 Mandarinen • 10 gehackte Pistazien • 2 EL gepuffte Quinoa

- Buchweizen mit Sojamilch aufkochen, bis eine breiige Masse entstanden ist. Mit Kakao und Zimt vermengen und in eine Schale geben.

- Datteln klein schneiden, Mandarinen schälen und würfeln. Den Brei damit und mit den restlichen Zutaten dekorieren.

Östrogendominanz und -mangel Dinkel statt Buchweizen, Mandeln statt Pistazien, 2 getrocknete Feigen, dafür 3 Datteln weniger

Tipp Wer es süßer mag, der kann zusätzlich zu Kakao und Zimt ein Süßungsmittel nach Wahl hinzugeben. Für eine natürliche Süße die Datteln unter den Porridge mischen.

Nährwerte pro Portion
430 kcal • 13 g E • 8 g F • 67 g KH

Progesteronmangel

Mango-Nuss-Joghurt-Müsli

Für 2 Portionen
10 Min.

400 g Naturjoghurt, 1,5 % Fett • Vanille oder Zimt • 8 EL Hafervollkornflocken • 1 Mango • 2 getrocknete Feigen • 2 TL geschroteter Leinsamen • 4 EL gehackte Haselnüsse

- Joghurt mit Vanille oder Zimt abschmecken. Haferflocken unterrühren.
- Mango schälen, würfeln und hinzufügen. Feigen würfeln, ebenfalls dazugeben.
- Joghurt mit den restlichen Zutaten bestreuen und servieren.

Östrogendominanz Dinkelflocken statt Haferflocken, Mandeln statt Haselnüsse

Östrogenmangel griechischer Joghurt statt fettarmer

Nährwerte pro Portion
395 kcal • 16 g E • 13 g F • 44 g KH

Progesteronmangel

Knäckebrot mit Bananenquark

Für 2 Portionen
8 Min.

100 g Magerquark • 1 Schuss Mineralwasser • 2 Bananen • 1 Schuss Zitronensaft • 2 TL Hafervollkornflocken • 4 Scheiben Buchweizen-Knäckebrot

- Quark mit Mineralwasser cremig und glatt rühren.
- Bananen schälen, in Scheiben schneiden und die Hälfte zum Quark geben. Mit einer Gabel etwas zerdrücken. Zitronensaft und Haferflocken unterrühren.
- Creme auf die Knäckebrotscheiben streichen und mit den restlichen Bananenscheiben belegen.

Östrogendominanz Weizenkeime statt Haferflocken, Weizen- oder Roggenvollkorn-Knäckebrot

Östrogenmangel wie ÖD, Sahnequark statt Magerquark

Nährwerte pro Portion
190 kcal • 6 g E • 1 g F • 40 g KH

Östrogendominanz

Vollkornbrot mit Käse und Sprossen

Für 2 Portionen
10 Min.

4 Scheiben (à 40 g) Vollkorn-Körnerbrot • 4 TL Frischkäse (20 g), fettarm • 200 g Gurke • 50 g Sojasprossen • 4 Scheiben (à 20 g) Käse, 30 % Fett, z. B. Cantenaar oder Tilsiter

- Vollkornbrot mit Frischkäse bestreichen. Gurke waschen und in Scheiben schneiden. Sprossen waschen, abtropfen lassen.

- Käse und Sprossen auf das Brot legen. Gurke dazu knabbern oder ebenfalls auf das Brot legen.

Progesteronmangel Buchweizenbrot statt Vollkornbrot

Östrogenmangel Butter statt Frischkäse, Rote Bete statt Gurke, Käse, 45 % Fett, z. B. Gouda oder Edamer

Nährwerte pro Portion
300 kcal • 21 g E • 7 g F • 35 g KH

Progesteronmangel

Quarkbrötchen

Für ca. 10 Brötchen
25 Min. + 35 Min. Backzeit

200 g Magerquark • 100 ml Sesamöl • 220 g Vollkornmehl • 80 g Buchweizenmehl • 3 TL Backpulver • 2 EL Sojamehl • 90 g Erythrit

- Backofen auf 200 Grad vorheizen.

- Aus Quark, Öl, Mehl, Backpulver, Sojamehl (mit 2 EL Wasser anrühren) und Erythrit einen Teig herstellen.

- Teig zu kleinen Brötchen (etwas kleiner als faustgroß) formen und im heißen Backofen ca. 35 Min. backen.

Östrogendominanz ohne Buchweizenmehl, mehr Vollkornmehl

Östrogenmangel Sahnequark statt Magerquark, 1 Ei statt Sojamehl, zusätzlich 2 Äpfel, waschen, vierteln, entkernen, raspeln und unter den Teig kneten.

Tipp Mit Marmelade servieren

Nährwerte pro Brötchen
225 kcal • 7 g E • 1 g F • 32 g KH

» Quarkbrötchen

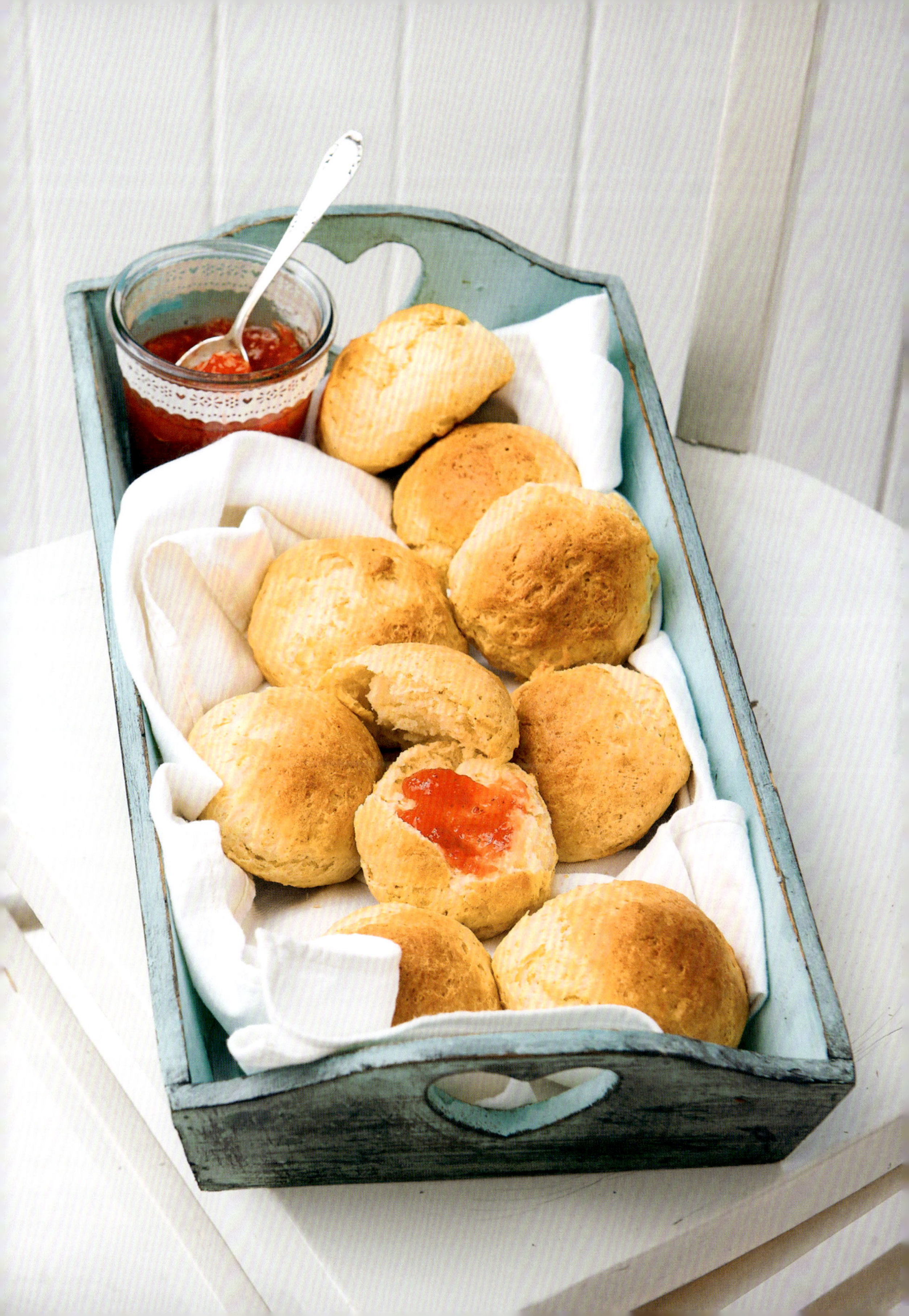

Östrogendominanz

Apfel-Möhren-Brot

Für 2 Kastenbrote
25 Min. + 1 Std. Backzeit

1 kg Dinkelvollkornmehl • 150 g Leinsamen • 100 g Sesam • 50 g Hanfsamen • 50 g Kürbiskerne • 3 TL Salz • 1 Würfel Hefe • 1 TL Honig • 700 ml Wasser • 4 EL Apfelessig • 300 g Äpfel • 200 g Möhren

- Mehl mit Körnern und Salz vermischen. Hefe mit Honig in einer Tasse zerdrücken (das Ganze wird flüssig). Honig-Hefe-Gemisch, Wasser und Essig zur Mehl-Körner-Mischung geben und kräftig durchkneten.

- Äpfel und Möhren waschen und raspeln. Zum Teig dazugeben und nochmals kneten.

- Teig in zwei mit Backpapier ausgelegte Kastenformen füllen. Formen in den kalten Backofen schieben und bei 180–200 Grad ca. 1 Std. backen. Nach 10 Min. Backzeit einen Schnitt längs in der Mitte machen.

Progesteronmangel 100 g Buchweizenmehl, dafür 100 g weniger Dinkelmehl, Sonnenblumenkerne statt Kürbiskerne, 300 g Möhren, 200 g Äpfel

Östrogenmangel 150 g Möhren (ca. 2 Stück) statt 200 g und 350 g Äpfel statt 300 g

Nährwerte pro Scheibe (ca. 60 g)
120 kcal • 5 g E • 4 g F • 14 g KH

Östrogendominanz

Ana(nas)bolika

Für 2 Portionen
15 Min.

200 g Ananas • 2 EL Agavendicksaft • 1 TL Hefeflocken • 1 EL Zitronensaft • 400 ml Sojamilch

- Ananas schälen und klein schneiden, einige Spalten beiseitelegen.

- Die restliche Ananas mit Dicksaft, Flocken und Zitronensaft pürieren, Sojamilch unterrühren.

- Mit Ananasspalten garnieren und gleich trinken.

Progesteronmangel wie Rezept

Östrogenmangel 50 ml Sahne, weniger Sojamilch, 2 TL Sesam

Tipp hilft gegen Wassereinlagerungen

Nährwerte pro Portion
230 kcal • 14 g E • 2 g F • 36 g KH

Östrogendominanz

Skyr mit Beeren und Nüssen

Für 2 Portionen

5 Min.

500 g Skyr natur, fettarm • 400 g frische Himbeeren • 2 EL Kakaonibs • 6 Paranüsse

- Skyr in eine Schüssel geben, frische Beeren darübergeben.
- Kakaonibs und Paranüsse darüberstreuen.

Progesteronmangel Erdbeeren statt Himbeeren

Östrogenmangel wie Rezept, Skyr fettreich

Nährwerte pro Portion

560 kcal • 36 g E • 33 g F • 30 g KH

Östrogendominanz

Vegane Bananen-Pancakes

Für 2 Portionen

10 Min. + 10 Min. Garzeit

2 Bananen • 100 g Hafervollkornflocken • 1 TL Backpulver • 200 ml Hafermilch • 1 EL Kokosöl • 200 g Ananas

- Bananen schälen und mit einer Gabel zu Brei zerdrücken.
- Haferflocken in einem Mixer zu Hafermehl mahlen und mit Backpulver vermischen. Unter Bananenbrei mischen und mit Hafermilch verrühren.
- Kokosöl in einer Pfanne erhitzen und aus dem Teig bei mittlerer Hitze kleine Pancakes backen.
- Ananas schälen und würfeln, auf die Pancakes geben.

Progesteronmangel zusätzlich ein paar Brombeeren dazugeben

Östrogenmangel wie Rezept

Tipp Falls die Pancakes auseinanderlaufen, machen Sie daraus Kaiserschmarrn.

Nährwerte pro Portion

750 kcal • 19 g E • 16 g F • 122 g KH

Östrogendominanz

Papayasalat mit Zimtcreme

Für 2 Portionen
20 Min.

1 kleine Papaya • 2 Pfirsiche • Saft von 1 Limette • 1 TL Honig • ½ Granatapfel • 200 g Joghurt, 1,5 % Fett • 1 TL Zimt • 2 TL gehobelte Haselnüsse

- Papaya schälen und Kerne entfernen. Fruchtfleisch in feine Streifen schneiden. Pfirsiche waschen, entkernen und in kleine Würfel schneiden. Früchte in eine Schüssel geben, Limettensaft und Honig verrühren und über die Früchte träufeln.

- Granatapfel halbieren, Kerne mit einer Gabel (oder den Fingern) herauslösen und zu den Früchten geben.

- Joghurt mit Zimt glattrühren. Haselnüsse in einer Pfanne ohne Fett kurz anrösten und über den Joghurt geben. Mit den Früchten servieren.

Progesteronmangel Erdbeeren statt Granatapfel, Haselnüsse statt Sesamsamen

Östrogenmangel Joghurt 3,5 % Fett statt 1,5 % Fett, Sesamsamen statt Haselnüsse

Tipp Wenn es schnell gehen soll, wählen Sie anderes Obst der Saison aus oder kaufen Sie es fertig geschnitten oder gepult.

Nährwerte pro Portion
310 kcal • 8 g E • 8 g F • 52 g KH

Östrogendominanz

Exotisches Müsli

Für 2 Portionen
15 Min.

200 g Mango • 1 Banane • 2 EL Zitronensaft • 250 ml Kokosmilch light • 2 EL Agavendicksaft • 6 EL Hafervollkornflocken • 2 EL Leinsamen, geschrotet • 2 EL Kokosraspel

- Mango schälen und in mundgerechte Stücke schneiden. Banane schälen und in Scheiben schneiden. Mit Zitronensaft in einer Schüssel vermischen.

- Kokosmilch und Agavendicksaft verrühren. Haferflocken dazugeben, unterrühren.

- Mit Früchten, Leinsamen und Kokosraspeln bestreuen und servieren.

Progesteronmangel 125 ml Hafermilch, 125 ml Kokosmilch, Pistazien statt Kokosraspel

Östrogenmangel 50 ml Sahne, entsprechend weniger Kokosmilch

Nährwerte pro Portion
365 kcal • 8 g E • 9 g F • 60 g KH

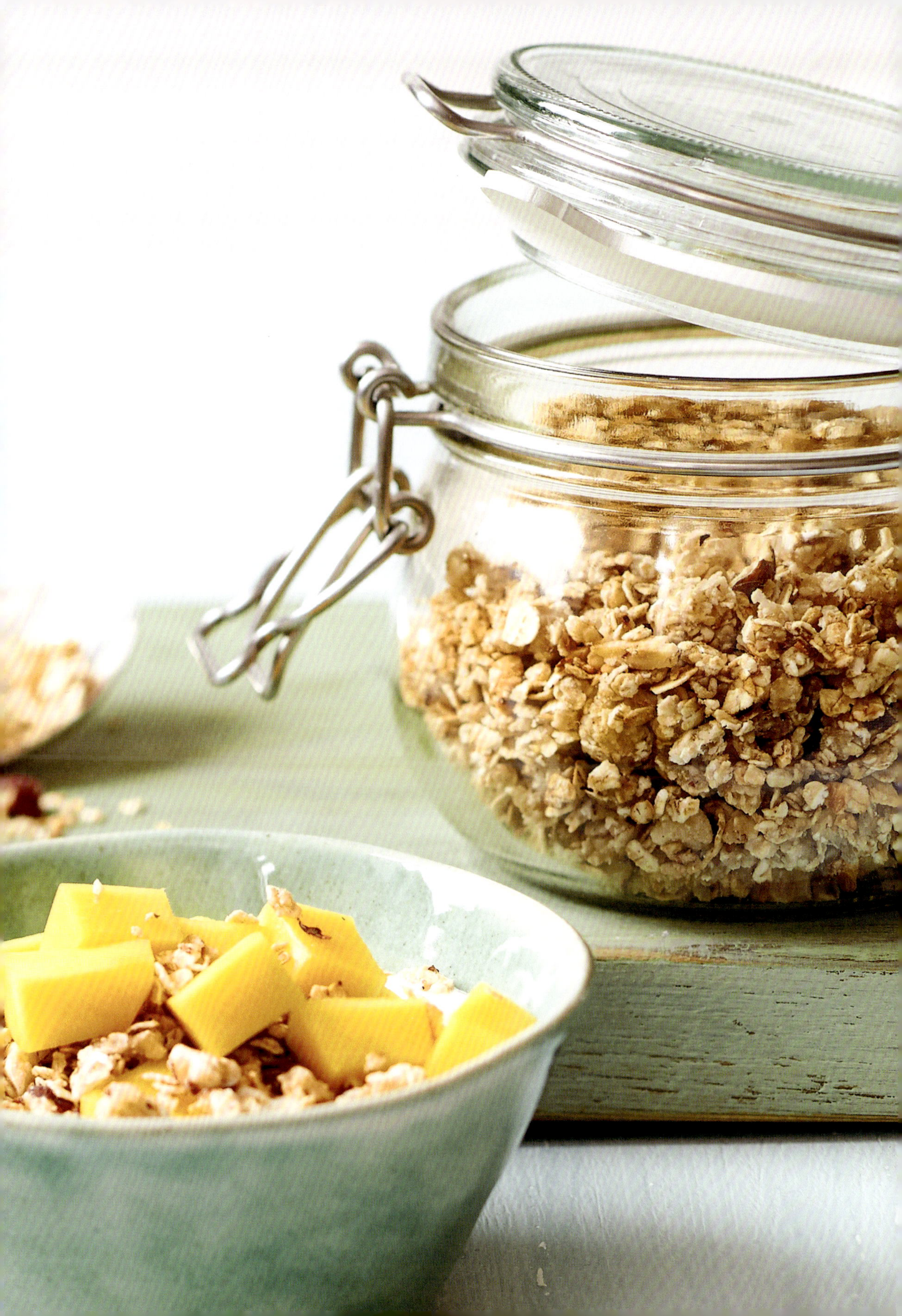

Östrogenmangel
Ananas-Kokos-Traum

Für 2 Portionen
10 Min.

200 g Ananas • 300 g Kokosjoghurt • 2 EL Kokosraspel • 2 EL gehackte Mandeln • 2 EL Weizenkeime

- Ananas schälen, würfeln und mit dem Joghurt in zwei Gläser schichten.
- Mit Kokosraspeln, Mandeln und Weizenkeimen dekorieren.

Progesteronmangel Haselnüsse statt Mandeln, geschroteter Leinsamen statt Weizenkeimen

Östrogendominanz wie Rezept

Tipp enthält viele B-Vitamine, Vitamin C und Zink

Nährwerte pro Portion
380 kcal • 4 g E • 32 g F • 16 g KH

Östrogenmangel
Cashew-Beeren-Shake

Für 2 Portionen
10 Min.

200 g Himbeeren (TK) • 400 ml Cashew-Drink • 1 TL Zimt • 1 EL Sanddornmark • 2 EL Weizenkleie • 1 EL gehackte Mandeln

- Beeren auftauen und in einem hohen Gefäß mit dem Cashew-Drink und den anderen Zutaten (außer den Mandeln) mixen.
- Auf 2 Gläser verteilen und mit den gehackten Mandeln bestreuen.

Progesteronmangel Erdbeeren statt Himbeeren, Hafervollkornflocken (fein) statt Weizenkleie, Pistazien oder Haselnüsse statt Mandeln

Östrogendominanz evtl. Erdbeeren statt Himbeeren oder je 100 g

Nährwerte pro Portion
195 kcal • 7 g E • 8 g F • 22 g KH

Östrogenmangel

Grünkohl-Smoothie

Für 2 Portionen
10 Min.

2 Handvoll frischer Grünkohl • 2 Bananen • 125 g Himbeeren • 8 EL Hafervollkornflocken • 4 EL Cashewkerne • 4 cm Zitronengras • 300 ml Kokosmilch

- Grünkohl sehr gründlich waschen.

- Alle Zutaten in einem Mixer verrühren, bis eine trinkbare Konsistenz entstanden ist. Gegebenenfalls mit bis zu 500 ml Wasser strecken.

Progesteronmangel Erdbeeren statt Himbeeren, Ingwer statt Zitronengras

Östrogendominanz wie Rezept

Tipp Für eine Creme die Bananen vorher einfrieren und weniger Wasser verwenden.

Nährwerte pro Portion
545 kcal • 13 g E • 30 g F • 34 g KH

Ein Foto zu diesem Rezept finden Sie auf dem Buchcover.

Östrogenmangel

Chia-Schoko-Müsli

Für 2 Portionen
10 Min. + 45 Min. Quellzeit

4 EL Chiasamen • 300 ml Sojamilch • 50 ml Sahne • 4 EL Backkakao • 2 TL Agavendicksaft (wenn Kakao ungezuckert) • 125 g Himbeeren • 125 g Heidelbeeren • 2 EL Pekannüsse • 2 EL gehackte Mandeln, geröstet • 2 TL Kakaonips

- Chiasamen in ein hohes Glas geben. Milch, Sahne, Kakao und Agavendicksaft dazugeben und 1–2 Min. verrühren, bis die Quellwirkung einsetzt. Im Kühlschrank mind. 45 Min. oder über Nacht quellen lassen.

- Obst waschen und verlesen. Auf die Creme geben und mit Nüssen, Mandeln und Kakaonips bestreuen.

Progesteronmangel mit Hafersahne oder mehr Sojamilch statt Sahne, Erdbeeren statt Himbeeren, Pistazien oder Walnüsse statt Pekannüssen

Östrogendominanz Sojasahne statt Sahne

Nährwerte pro Portion
515 kcal • 22 g E • 36 g F • 12 g KH

Östrogenmangel

Haferflockenbrötchen

Für 4 Brötchen

10 Min. + 20 Min. Backzeit

Für den Teig

250 g zarte Hafervollkornflocken • 250 g Sahnequark • 2 Eier • 1 Pck. Backpulver • 1 TL Salz

Zum Wälzen

Haferflocken, 1 EL Chiasamen oder 2 EL geschrotete Leinsamen

- Backofen auf 180 Grad vorheizen. Alle Zutaten in einer Schüssel miteinander vermengen.
- Den Teig mit feuchten Händen zu Brötchen formen (die Brötchen gehen beim Backen nicht mehr allzu sehr auf). Mit der oberen oder beiden Seiten in Haferflocken, Chia- oder Leinsamen wälzen.
- Auf ein mit Backpapier belegtes Backblech legen und für ca. 20–30 Min. auf mittlerer Schiene backen.

Progesteronmangel Magerquark statt Sahnequark, 2 EL Sojamehl verrührt mit 2–3 EL Wasser = 1 Ei weniger, in Sonnenblumenkernen wälzen

Östrogendominanz wie PM, in Haferflocken wälzen

Tipp Die Brötchen lassen sich sehr gut einfrieren.

Nährwerte pro Brötchen

360 kcal • 18 g E • 13 g F • 40 g KH

Östrogenmangel

Paprika-Rührei

Für 2 Portionen

10 Min. + 5 Min. Garzeit

4 Eier • Salz • schwarzer Pfeffer • Muskatnuss • 1 TL Bockshornkleepulver • 50 ml Mineralwasser mit Kohlensäure • 1 rote Paprika • ½ Bund Frühlingszwiebeln • 1 TL Rapsöl • 1 Kästchen Kresse

- Eier mit Salz, Pfeffer, Muskat, Bockshornkleepulver und Mineralwasser verrühren.
- Paprika waschen, putzen und in Streifen schneiden. Frühlingszwiebeln waschen, putzen und in feine Ringe schneiden.
- Öl in einer Pfanne erhitzen, Paprika und Frühlingszwiebeln zugeben und unter Rühren kurz anbraten. Eimasse hinzugeben und gelegentlich umrühren.
- Fertiges Rührei anrichten, mit Kresse bestreuen und sofort servieren.

Progesteronmangel Mönchspfeffer statt Pfeffer, Dill statt Kresse

Östrogendominanz Petersilie statt Kresse, Olivenöl statt Rapsöl

Tipp Ersetzen Sie die Paprika durch 2 kleine Tomaten, die Sie in Würfel schneiden.

Nährwerte pro Portion

235 kcal • 17 g E • 14 g F • 10 g KH

» Paprika-Rührei

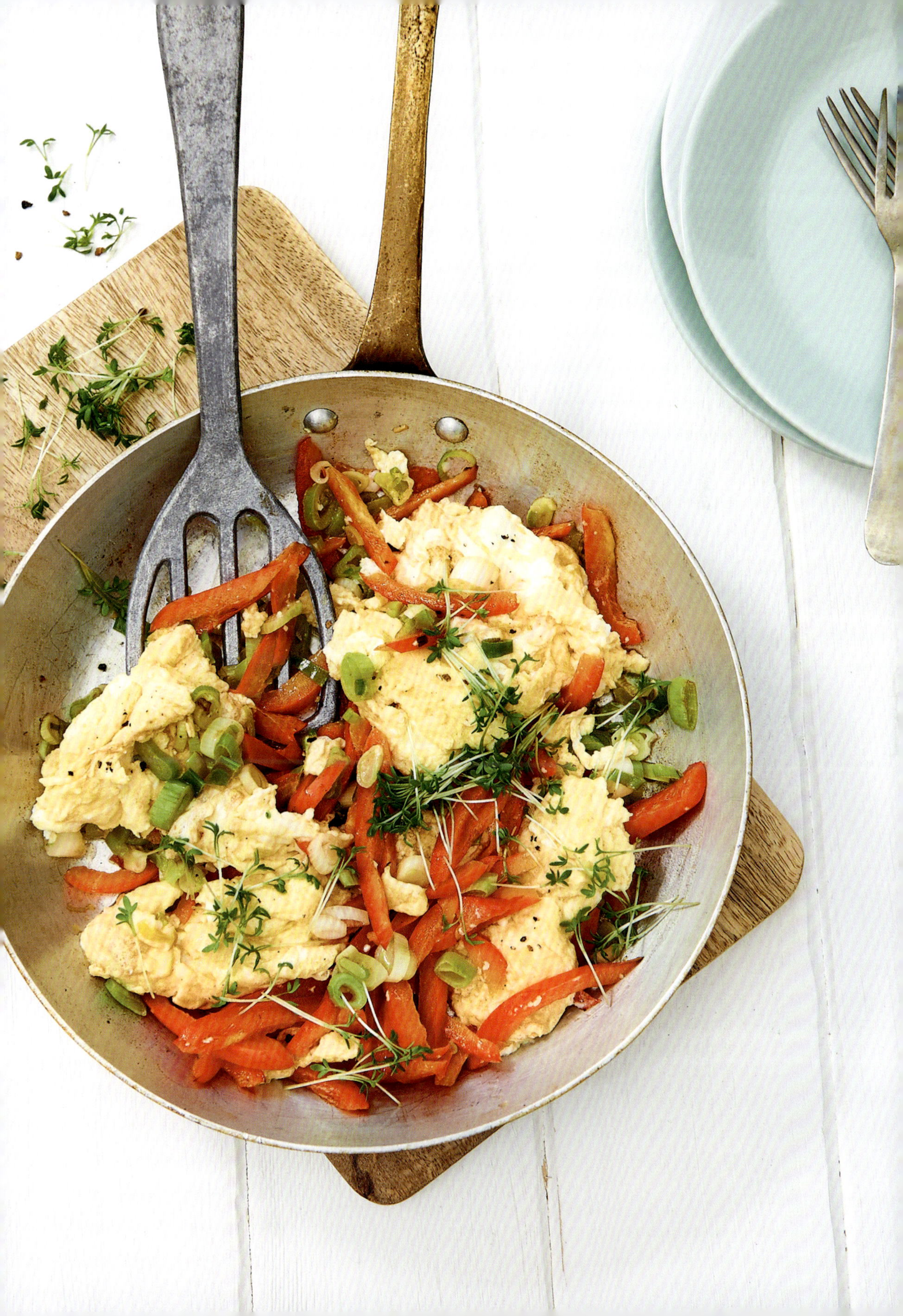

Östrogenmangel

Brain Bread

Für 1 Brot

20 Min. + 30 Min. Gehzeit + 45 Min. Backzeit

Für den Teig

- 1 Hefewürfel
- 200 g Weizen- oder Dinkelvollkornmehl
- 150 g Kichererbsenmehl
- 150 g Sojamehl
- 20 g Weizenkeime
- 2 EL Leinsamen, geschrotet
- 60 g Butter, weich
- 1 Ei
- 1 TL Salz
- 1 TL Johannisbrotkernmehl

Für die Füllung

- 2 Knoblauchzehen
- 1 TL Salz
- 50 ml Walnussöl
- 125 g Rote Bete, gekocht, vakuumiert
- 40 g Tomaten, getrocknet
- 40 g schwarze Oliven
- 2 EL Basilikum, getrocknet
- 1 EL Kurkuma
- 1 TL Chiliflocken
- 3 EL Parmesan

● Für den Teig Hefe in 200 ml lauwarmem Wasser auflösen. Mehle, Weizenkeime und Leinsamen in eine große Schüssel geben. Hefewasser dazugießen und vom Rand aus mit dem Mehl verrühren. Vorteig 15 Min. mit einem Tuch abgedeckt an einem warmen Ort gehen lassen.

● Butter, Ei, Salz und Johannisbrotkernmehl hinzugeben und alles zu einem geschmeidigen Teig verarbeiten. Den Teig etwa eine Stunde und 15 Min. gehen lassen.

● Backofen auf 180 Grad vorheizen. Knoblauch schälen und mit Salz und Öl pürieren. Rote Bete, Tomaten und Oliven würfeln und dazu geben. Restliche Zutaten ebenfalls hinzufügen und alles verrühren.

● Teig ausrollen und die Masse darauf verteilen. Teig aufrollen und in eine mit Backpapier ausgelegte Kastenform legen. 40–45 Min. auf der mittleren Schiene backen.

Progesteronmangel Buchweizenmehl statt Kichererbsenmehl, gemahlene Walnüsse statt Weizenkeime (kein Muss), Margarine statt Butter, Süßkartoffeln statt Rote Bete

Östrogendominanz Margarine statt Butter

Nährwerte pro Scheibe (ca. 60 g)

130 kcal • 6 g E • 9 g F • 5 g KH

Östrogenmangel

Hefezopf mit Trockenfrüchten und Nüssen

Für 1 Hefezopf

30 Min. + 60 Min. Gehzeit + 25 Min. Backzeit

- 100 g Weißmehl
- 200 g Dinkel-Vollkornmehl
- 1 Würfel Hefe
- 200 ml Hafermilch
- 30 g Erythrit
- 40 g Butter
- 1 Ei
- 50 g getrocknete Aprikosen
- 30 g Walnüsse
- 20 g Kakaonibs
- 30 g gehobelte Mandeln

● Für den Hefeteig Mehle in einer Schüssel mischen. Hefe in 4 EL lauwarmer Hafermilch und 1 TL Erythrit auflösen. In eine kleine Vertiefung im Mehl geben und mit etwas Mehl leicht verrühren. Mit einem Tuch abgedeckt ca. 15 Min. gehen lassen.

● Butter zum Schmelzen bringen. Lauwarm mit restlichem Erythrit, Ei und Hafermilch mit einem Rührgerät in ca. 5 Min. zu einem geschmeidigen Teig kneten. Abdecken und 45 Min. gehen lassen.

● Für die Füllung Aprikosen und Walnüsse in kleine Stücke hacken, mit Kakaonibs und Mandeln mischen und in den Teig kneten.

● Ofen auf 200 Grad vorheizen.

● Teig in drei Stränge teilen und einen Zopf flechten. Mit lauwarmer Hafermilch bestreichen, das bringt eine schöne goldbraune Farbe. Im Backofen ca. 20–30 Min. backen.

Progesteronmangel je 50 g Buchweizen- und Weißmehl, Margarine statt Butter, Haselnüsse statt Mandeln, getrocknete Datteln statt Aprikosen

Östrogendominanz Margarine statt Butter

Nährwerte pro Zopf

2 116 kcal • 62 g E • 95 g F • 247 g KH

Nährwerte pro Scheibe (60 g):

35 kcal • 6 g E • 9 g F • 23g KH

KLEINE GERICHTE UND SÜSSES

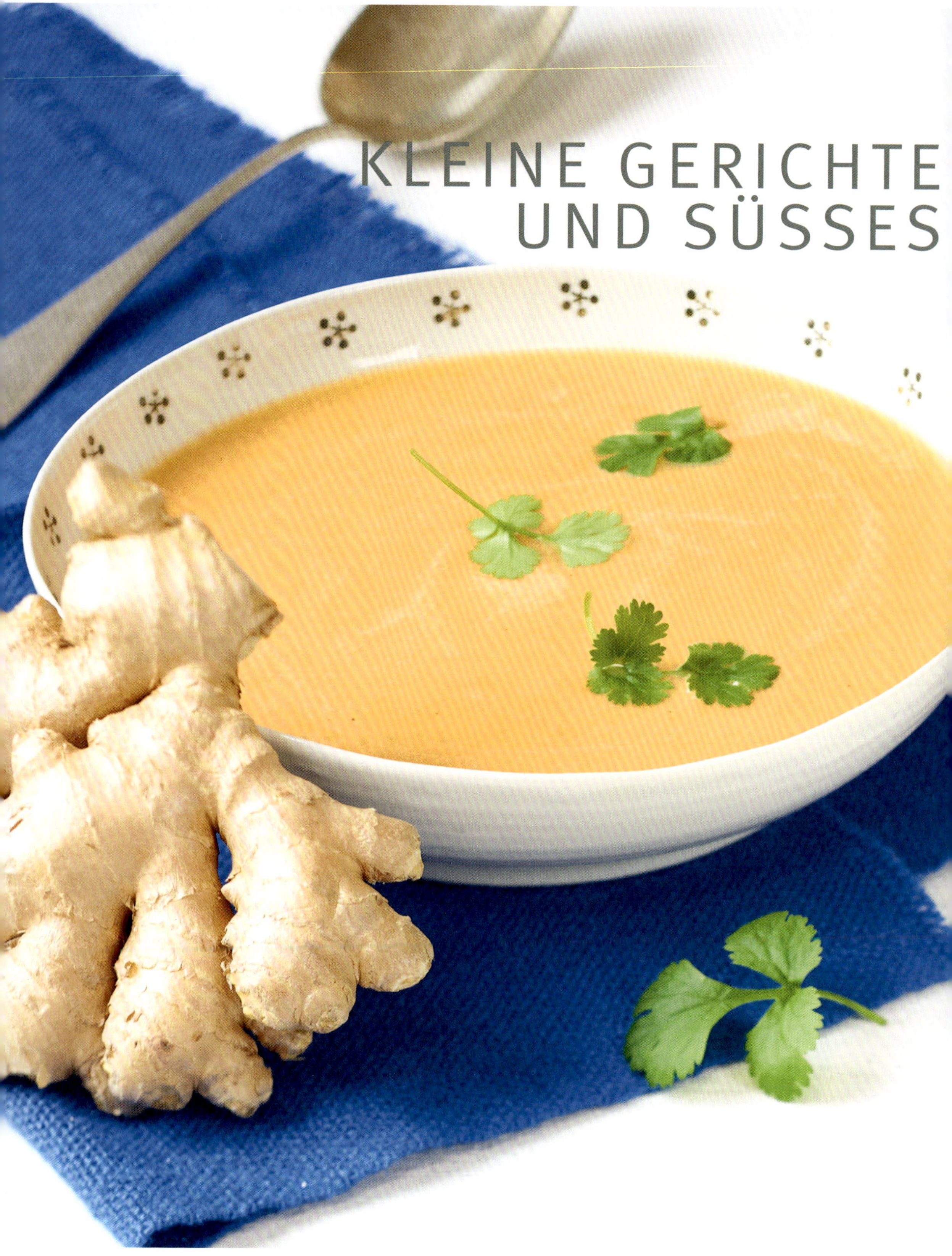

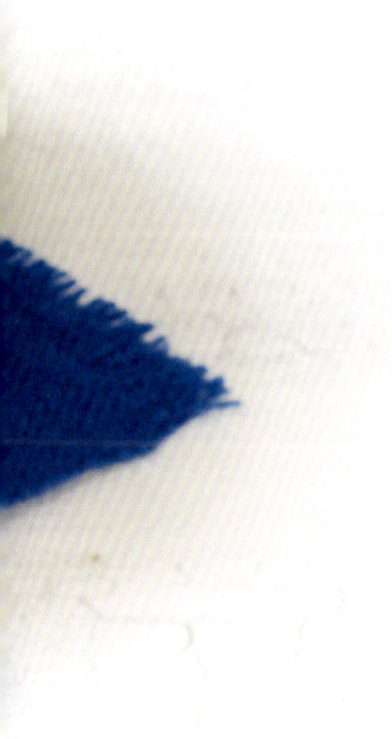

Progesteronmangel

Möhren-Ingwer-Suppe

Für 2 Portionen

20 Min. + 15 Min. Kochzeit

1 EL Margarine • 2 cm frischer Ingwer • 200 g Möhren • 1 EL Mandelmus • 1 TL Agavendicksaft • 50 ml Sojadrink, natur • 250 ml Gemüsebrühe • 150 ml Sojasahne • 2 EL gemahlene Mandeln • Mönchspfeffer • Salz • Petersilie für die Dekoration oder andere frische Kräuter

- Margarine in einer Pfanne erhitzen. Ingwer schälen, fein reiben. Die Hälfte des Ingwers in der Margarine erwärmen.

- Möhren waschen, grob klein schneiden. In die Pfanne geben und kurz anschwitzen. Mandelmus, Agavendicksaft und Sojadrink hinzufügen, gut verrühren und mit etwas Wasser ablöschen. Wenn die Flüssigkeit fast verkocht ist, Gemüsebrühe zufügen. Mit dem restlichen Ingwer würzen und alles gut 15 Min. kochen lassen.

- Sind die Möhren weich, Sahne und gemahlene Mandeln zufügen und pürieren. Pfeffern und salzen. Mit gehackter Petersilie garnieren.

Östrogendominanz Pfeffer statt Mönchspfeffer

Östrogenmangel Butter statt Margarine, Sahne statt Sojasahne, Pfeffer statt Mönchspfeffer, mit Bockshornklee abschmecken

Nährwerte pro Portion

400 kcal • 11 g E • 27 g F • 15 g KH

Progesteronmangel

Süßkartoffelcremesuppe

Für 2 Portionen

20 Min.

250 g Süßkartoffeln • 1 weiße Zwiebel • 1 TL Öl • 350 ml Gemüsebrühe • 2 EL glatte Petersilie • 20 g Parmesan • 1 EL Pistazienkerne • Salz • Pfeffer • 2 EL Sojasahne • Mönchspfeffer • Muskat

- Süßkartoffeln und Zwiebel schälen und grob würfeln. Öl in einem Topf erhitzen, Zwiebel darin glasig anschwitzen. Süßkartoffeln und Brühe dazugeben, zum Kochen bringen und ca. 10 Min. köcheln lassen.

- Petersilie waschen, trocken schütteln, Blätter abzupfen. Parmesan würfeln. Petersilie, Parmesan und Pistazien mit Salz und Pfeffer im Blitzhacker zerkleinern.

- Süßkartoffeln pürieren, Sojasahne dazugeben und mit den Gewürzen abschmecken. Vor dem Servieren das Pistazien-Topping daraufgeben.

Östrogendominanz wie Rezept

Östrogenmangel 100 g Kartoffeln + 150 g Süßkartoffeln, Zwiebel statt weißer Zwiebel, Pekannüsse statt Pistazien, Pfeffer statt Mönchspfeffer

Nährwerte pro Portion

240 kcal • 7 g E • 11 g F • 27 g KH

Progesteronmangel

Zucchini-Käse-Suppe

Für 2 Portionen

10 Min. + 10 Min. Garzeit

400 g Zucchini • 1 TL Rapsöl • 400 ml Gemüsebrühe • 75 g Hartkäse, 30 % Fett • 100 ml Sojasahne • Salz • Pfeffer • Chilipulver • 50 g Basilikum (TK)

- Zucchini waschen, Enden abschneiden. Für die Einlage ca. 5 EL Zucchini raspeln, den Rest grob würfeln.

- Zucchiniwürfel in Öl etwas andünsten, dann mit der Brühe aufgießen. Ca. 8 Min. garen, dann pürieren.

- Käse reiben und in der Suppe schmelzen lassen. Sojasahne hinzufügen, mit Gewürzen und Basilikum abschmecken. Suppe mit Zucchini-Raspeln garnieren und servieren.

Östrogendominanz wie Rezept

Östrogenmangel Hartkäse 45 % Fett, Sahne statt Sojasahne

Nährwerte pro Portion

190 kcal • 16 g E • 12 g F • 5 g KH

Östrogendominanz

Rote-Linsen-Suppe

Für 2 Portionen
15 Min. + 10 Min. Garzeit

200 g Kirschtomaten • 2 Knoblauchzehen • 4 Zweige Salbei • 2 EL Rapsöl • 250 g rote Linsen • 2 EL Tomatenmark • 750 ml Gemüsebrühe • Salz • Pfeffer • 1 EL dunkler Balsamicoessig

- Tomaten waschen, vierteln. Knoblauch pellen, fein würfeln. Salbei waschen, trocken schütteln, Blätter abzupfen und in Streifen schneiden.

- Rapsöl in einem Topf erhitzen, Knoblauch und Salbei darin anbraten. Linsen, Tomaten und Tomatenmark zugeben und kurz anschwitzen. Brühe zugießen und zugedeckt ca. 10 Min. kochen. Suppe mit Salz, Pfeffer und Essig abschmecken.

Progesteronmangel Basilikum statt Salbei, Mönchspfeffer statt Pfeffer

Östrogenmangel 1 TL Bockshornklee zusätzlich

Nährwerte pro Portion
660 kcal • 35g E • 20 g F • 80 g KH

Östrogendominanz

Kürbissuppe

Für 2 Portionen
10 Min. + 20 Min. Garzeit

150 g Hokkaido-Kürbis • 150 g Möhren • 100 g Kartoffeln • 400 ml Gemüsebrühe • 1 Bund Koriander • Pfeffer • Kurkuma • 2 EL saure Sahne, 10 % Fett • 2 EL Kürbiskerne

- Kürbis, Möhren und Kartoffeln waschen und würfeln. Mit der Brühe 20 Min. leicht kochen lassen.

- Koriander waschen, trocken schütteln, Blätter abzupfen und hacken. Suppe mit Koriander, Pfeffer und Kurkuma abschmecken und sämig pürieren.

- Saure Sahne ganz zum Schluss auf den Suppenteller geben, Suppe dafür ca. 2–3 Min. abkühlen lassen (weil sonst das Eiweiß gerinnt). Mit Kürbiskernen bestreut servieren.

Progesteronmangel Petersilie statt Koriander, Mönchspfeffer statt Pfeffer, Sonnenblumenkerne statt Kürbiskerne

Östrogenmangel keine Möhren, Sahne statt saurer Sahne

Tipp Suppe mit Ingwer, Orangensaft oder Chilipulver abschmecken.

Nährwerte pro Portion
110 kcal • 5 g E • 2 g F • 17 g KH

Östrogendominanz

Pastinaken-Lachs-Suppe

Für 2 Portionen
30 Min.

175 g Pastinaken • 125 ml Gemüsebrühe • 300 g Schmorgurke • 1 kleine Zwiebel • Salz • Pfeffer • Chilipulver • 75 g geräucherter Lachs • ½ Bund Dill • 125 g Sojasahne • 1 TL Zitronensaft

- Pastinaken schälen und würfeln. 4 EL beiseitestellen. Restliche Pastinaken in der Brühe 15 Min. kochen.

- Gurke längs halbieren, entkernen und würfeln. Zwiebel pellen und würfeln. Beschichtete Pfanne erhitzen, Zwiebel (ohne Öl) glasig dünsten, Gurke und 4 EL Pastinaken dazugeben und würzen. Mit ¼ l Wasser ablöschen und 15 Min. garen.

- Lachs in Streifen schneiden. Dill abzupfen und fein hacken.

- Pastinaken in der Brühe pürieren. Sojasahne, Zitronensaft und Pastinaken-Gurken-Mix hinzufügen. Abschmecken. Lachs und Dill in Tellern anrichten und mit der Suppe auffüllen.

Progesteronmangel weiße Zwiebel statt Zwiebel, Mönchspfeffer statt Pfeffer

Östrogenmangel Chicorée statt Gurke, Sahne statt Sojasahne, 1 TL Bockshornklee zusätzlich

Nährwerte pro Portion
230 kcal • 12 g E • 15 g F • 10 g KH

Östrogendominanz

Kalte Rote-Bete-Suppe

Für 2 Portionen
15 Min.

2 Eier • ½ l Kefir • ½ Glas Rote-Bete-Kugeln (ca. 370 ml) • 1 Bund Schnittlauch • etwas Dill • ½ Salatgurke • Salz

- Eier in ca. 5 Min. wachsweich kochen. In einer gekühlten Porzellanschüssel Kefir mit 100 ml Wasser vermengen. Rote Bete in kleine Würfel schneiden und zum Kefir geben.

- Schnittlauch und Dill waschen, trocken schütteln und klein schneiden. Eier pellen und in kleine Würfel schneiden. Gurke waschen, abtropfen und in mundgerechte Würfel schneiden.

- Alle Zutaten mit der Kefirmasse vermengen und mit Salz abschmecken. Kalt servieren.

Progesteronmangel ungeeignet

Östrogenmangel Ayran (türkischer Trinkjoghurt) statt Kefir, mit Bockshornklee und Senf zusätzlich abschmecken

Nährwerte pro Portion
275 kcal • 20 g E • 9 g F • 52 g KH

» Kalte Rote-Bete-Suppe

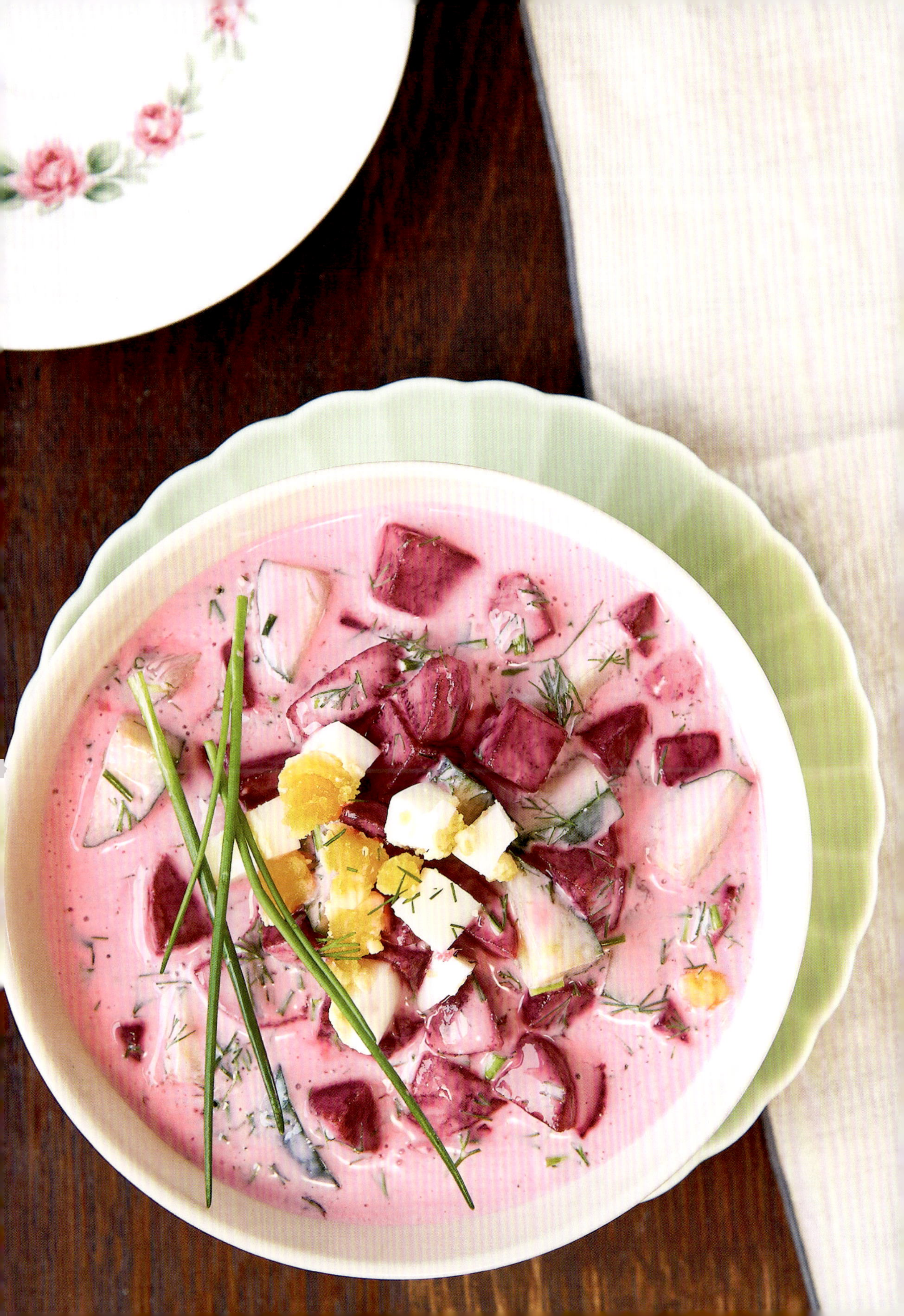

Östrogenmangel

Chicorée-Rahm-Suppe mit Birne

Für 2 Portionen
20 Min. + 10 Min. Garzeit

1 kleine Zwiebel • 250 g Chicorée • 100 ml Gemüsebrühe • 125 ml Birnensaft • 125 ml Sahne • 1 Birne • 50 g gehackte Mandeln • ½ Bund Schnittlauch • Salz • Pfeffer • Chilipulver

- Zwiebel fein würfeln, in einem beschichteten Topf ohne Öl andünsten. Äußere Blätter vom Chicorée entfernen, Chicorée halbieren, grob würfeln, kurz mit andünsten. Hälfte vom Chicorée herausnehmen und beiseitestellen. Mit Gemüsebrühe und Birnensaft ablöschen, köcheln lassen. Sahne dazugeben, bei milder Hitze ca. 10 Min. weiter köcheln.

- Birne fein würfeln. Gehackte Mandeln ohne Fett anrösten. Schnittlauch in Röllchen schneiden. Suppe fein pürieren, mit Salz, Pfeffer und Chilipulver abschmecken.

- Birne mit restlichem Chicorée zur Suppe geben, 1 Min. kochen. Suppe mit Mandeln und Schnittlauchröllchen bestreut servieren.

Progesteronmangel weiße Zwiebel statt Zwiebel, Sojasahne statt Sahne, Haselnüsse statt Mandeln, Petersilie statt Schnittlauch

Östrogendominanz wie PM, Mandeln bleiben

Nährwerte pro Portion
480 kcal • 11 g E • 33 g F • 33 g KH

Östrogenmangel

Spinatsuppe

Für 2 Portionen
15 Min. + 15 Min. Garzeit

250 g Spinat (TK) • 1 Zwiebel • 2 Knoblauchzehen • 2 kleine Kartoffeln (geht auch ohne) • 1 TL Öl • 250 ml Gemüsebrühe • Pfeffer • Salz • Muskat • 100 ml Sojasahne

- Spinat etwas antauen lassen. Zwiebel und Knoblauch pellen und würfeln. Kartoffeln waschen, klein würfeln.

- Alles im heißen Öl andünsten, Spinat hinzugeben. Brühe aufgießen und 15 Min. garen. Würzen, Sojasahne unterrühren und pürieren.

Progesteronmangel weiße Zwiebel statt Zwiebel, Süßkartoffeln statt Kartoffeln, Mönchspfeffer statt Pfeffer

Östrogendominanz Mönchspfeffer statt Pfeffer

Nährwerte pro Portion
110 kcal • 12g E • 8 g F • 10 g KH

Östrogenmangel

Birnen-Sellerie-Suppe

Für 2 Portionen

20 Min. + 15 Min. Kochzeit

2 Schalotten • 2 EL Butter • 125 ml Weißwein • 400 ml Gemüsebrühe • ½ Knollensellerie • 3 Birnen • 150 ml Sahne • Salz • Pfeffer • 1 Prise Muskat • 1 EL Balsamicoessig

- Schalotten pellen und fein würfeln. Butter im Topf zerlassen. Schalotten darin glasig dünsten. Mit Weißwein und Gemüsebrühe ablöschen, bei niedriger Temperatur weitergaren.

- Sellerie schälen, klein schneiden. Birnen waschen, vierteln, die Kerngehäuse entfernen, grob würfeln. Sellerie- und Birnenwürfel in die Suppe geben und ca. 15 Min. köcheln lassen.

- Suppe pürieren und Sahne unterrühren. Mit Salz, Pfeffer, Muskat und Essig abschmecken.

Progesteronmangel ungeeignet

Östrogendominanz Butter weglassen und Schalotten ohne Fett in beschichteter Pfanne anbraten, saure Sahne statt Sahne

Nährwerte pro Portion

500 kcal • 3 g E • 35 g F • 31 g KH

Östrogenmangel

Blumenkohlsuppe

Für 2 Portionen

15 Min. + 15 Min. Kochzeit

250 g Blumenkohl, frisch oder TK • 1 Zwiebel • 1 Knoblauchzehe • 1 große Kartoffel • 1 TL Öl • 250 ml Gemüsebrühe • 1 TL Bockshornklee • Pfeffer • Salz • Muskat • 100 ml Sahne • ½ Schale Kresse

- Blumenkohl putzen, waschen, in Röschen schneiden. Zwiebel und Knoblauch pellen und würfeln. Kartoffel waschen und klein würfeln (nicht schälen).

- Zwiebel, Knoblauch und Kartoffel im heißen Öl andünsten, Blumenkohl zugeben. Brühe angießen und 15 Min. garen. Pürieren, würzen und die Sahne unterrühren.

- Auf Teller verteilen und mit der Kresse garnieren.

Progesteronmangel weiße Zwiebel statt Zwiebel, Möhre statt Kartoffel, Mönchspfeffer statt Pfeffer, ohne Bockshornklee, Dill oder Thymian statt Kresse

Östrogendominanz Sojasahne statt Sahne, ohne Bockshornklee

Nährwerte pro Portion

335 kcal • 11 g E • 21 g F • 25 g KH

Progesteronmangel

Ayurvedischer Linsensalat

Für 2 Portionen

10 Min. + 10 Min. Garzeit

1 Fenchel • 150 g rote Linsen • ½ TL Kümmel, ganz • ½ TL Fenchelsamen • Salz • Mönchspfeffer • 1 TL Rapsöl • 3 EL Apfelsaft

- Fenchel waschen, putzen und in dünne Streifen schneiden. Fenchelgrün fein hacken und beiseitestellen. Fenchel mit den Linsen in wenig Wasser weich kochen.

- Gewürze im Mörser zerstoßen und vermischen. Mit Öl und Apfelsaft zu einer Marinade mischen, über das Linsengemüse geben und durchziehen lassen.

- Fein gehacktes Fenchelgrün kurz vor dem Servieren darüber streuen.

Östrogendominanz Pfeffer statt Mönchspfeffer

Östrogenmangel Staudensellerie statt Fenchel, Bockshornklee zusätzlich, 1 TL Grenadine, 2 Stängel gehackter frischer Salbei, Pfeffer statt Mönchspfeffer

Nährwert pro Portion

285 kcal • 20 g E • 4g F • 41g KH

Progesteronmangel

Feldsalat mit Papaya und Pute

Für 2 Portionen

30 Min.

1 kleine Papaya • 200 g Feldsalat • 150 g Möhren • 300 g Putenschnitzel • 6 EL Olivenöl • Salz • Mönchspfeffer • 1 kleine weiße Zwiebel • 1 Bund Petersilie • 6 EL Apfelessig

- Papaya schälen, halbieren, entkernen und in dünne Streifen schneiden. Feldsalat waschen, putzen. Möhren waschen und in Streifen schneiden. Putenfleisch in Streifen schneiden.

- 1 EL Öl in einer Pfanne erhitzen und die Putenstreifen darin anbraten. Salzen und pfeffern. Zwiebel pellen, fein würfeln. Petersilie waschen, trocken schütteln und fein hacken.

- Aus Essig, 5 EL Öl, Zwiebel, Petersilie, Salz und Pfeffer ein Dressing anrühren. Feldsalat auf Teller verteilen, Pute, Möhren und Papaya darauf anrichten und mit dem Dressing beträufeln.

Östrogendominanz Pfeffer statt Mönchspfeffer, Schalotte statt weißer Zwiebel

Östrogenmangel Kürbis statt Möhren, Pfeffer statt Mönchspfeffer, 1 TL Bockshornklee zusätzlich, Schalotte statt weißer Zwiebel

Nährwerte pro Portion

400 kcal • 40 g E • 25 g F • 8 g KH

» Feldsalat mit Papaya und Pute

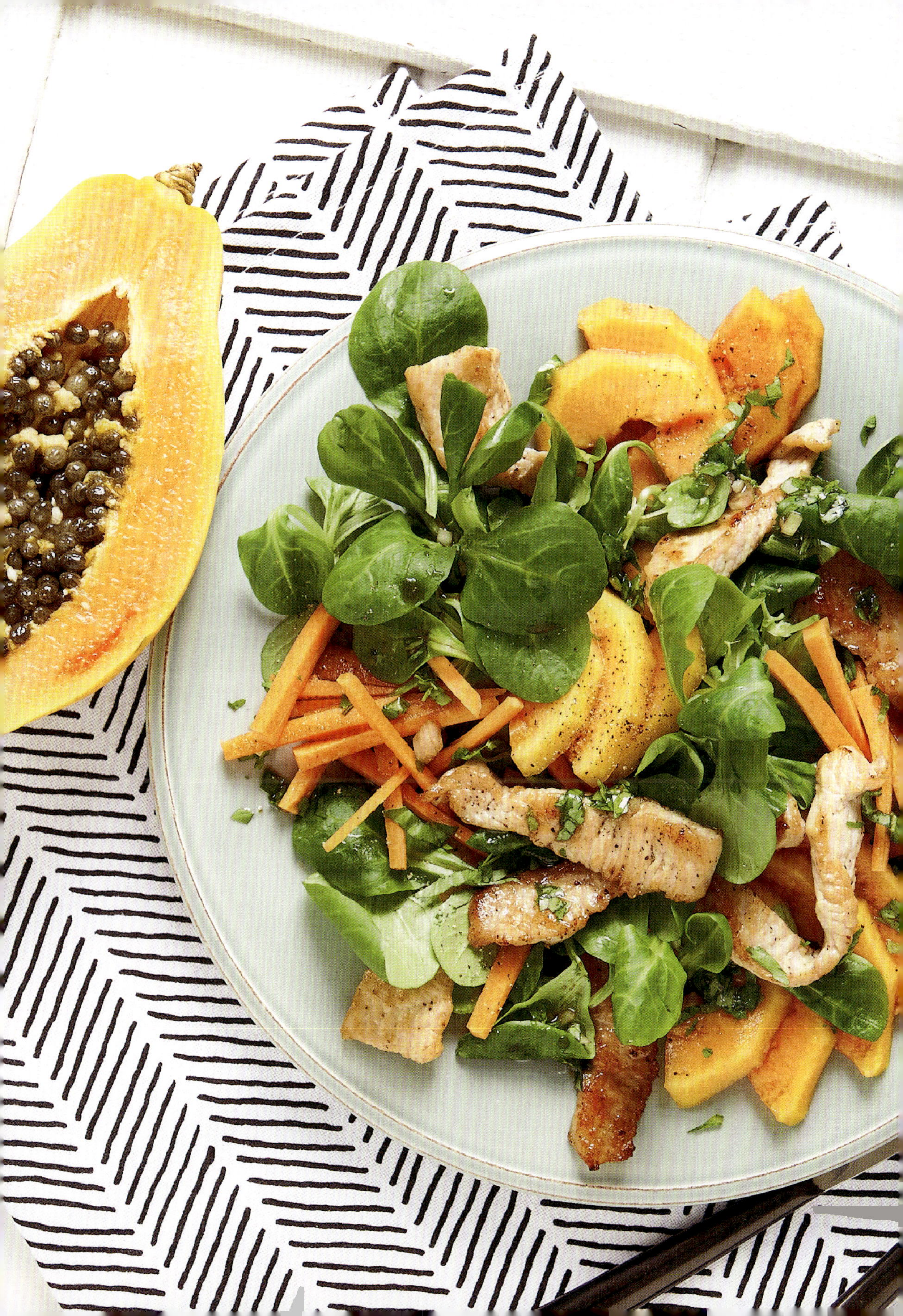

Progesteronmangel

Power-Kopfsalat mit Basilikum

Für 2 Portionen
20 Min.

2 Handvoll frisches Basilikum • 4 Handvoll Kopfsalat (ca. 80 g) • 300 g Kirschtomaten • 300 g Hähnchenbrustfilet • Salz • Mönchspfeffer • 1 Orange • 2 EL Leinöl • 1 Schuss Agavendicksaft • 1 EL Sonnenblumenkerne

- Basilikumblätter abzupfen. Kopfsalat waschen, putzen und abtropfen lassen. Kirschtomaten waschen, halbieren.

- Fleisch waschen, trocken tupfen und rundherum salzen und pfeffern. In einer heißen Pfanne auf Backpapier 4–5 Min. braten.

- Orange auspressen, Saft mit etwas Salz und Pfeffer verrühren. Öl unterrühren. Dressing mit Agavendicksaft abschmecken.

- Basilikum, Salat und Tomaten mit dem Dressing mischen. Fleisch schräg in 1 cm dicke Scheiben schneiden und auf den Salat geben, mit Sonnenblumenkernen bestreuen.

Östrogendominanz Blattspinat statt Kopfsalat, Pfeffer statt Mönchspfeffer, 1 TL Senf, Sesam statt Sonnenblumenkerne

Östrogenmangel wie ÖD, 1 TL Bockshornklee zusätzlich

Nährwert pro Portion
370 kcal • 42 g E • 15 g F • 13 g KH

Progesteronmangel

Feuriger Mangosalat

Für 2 Portionen
30 Min. + 30 Min. Ziehzeit

1 Mango • 1 Tomate • 1 kleine weiße Zwiebel • 1 Knoblauchzehe • 1 cm Ingwer • 1 rote Chilischote • 1 Limette • Salz • Pfeffer • 65 g Feldsalat • 2 EL Sonnenblumenkerne

- Mango schälen. Fruchtfleisch vom Stein in 2 Stücken abschneiden. Mango, Tomate und Zwiebel in schmale Streifen schneiden. Knoblauch pellen, Ingwer schälen, Chilischote waschen, alles in ganz feine Würfel schneiden.

- Schale der Limette abreiben und den Saft auspressen. Alles miteinander vermischen, salzen und pfeffern und 30 Min. ziehen lassen.

- Feldsalat waschen und klein zupfen, dann unterheben. Sonnenblumenkerne rösten und auf den Salat geben.

Östrogendominanz Rucola statt Feldsalat, Sesam statt Sonnenblumenkerne

Östrogenmangel rote Zwiebel statt weißer, Rucola statt Feldsalat, Sesam statt Sonnenblumenkerne

Nährwerte pro Portion
222 kcal • 6 g E • 6 g F • 30 g KH

Progesteronmangel

Wassermelonensalat mit Schafskäse

Für 2 Portionen
20 Min.

50 g Pinienkerne • 300 g Wassermelone • 2 kleine Tomaten • 1 Minigurke • 1 kleine weiße Zwiebel • ½ Bund grüne Minze • 200 g Schafskäse, fettarm • 4 EL Apfelessig • 2 EL Olivenöl • Salz • Mönchspfeffer

- Pinienkerne in einer Pfanne ohne Zugabe von Fett goldbraun rösten. Wassermelone in Schiffchen schneiden, evtl. Kerne entfernen, in Würfel schneiden.

- Tomaten und Gurke waschen, beides würfeln. Zwiebel pellen, fein würfeln. Minze waschen, trocken schütteln, abzupfen und hacken. Schafskäse würfeln. Essig, Öl und Gewürze zu einem Dressing verrühren.

- Alle Zutaten mischen, mit dem Dressing beträufeln und Pinienkerne darüberstreuen.

Östrogendominanz Sesam statt Pinienkerne, rote Zwiebel statt weißer, Pfeffer statt Mönchspfeffer

Östrogenmangel Sesam statt Pinienkerne, Kohlrabi statt Gurke, rote Zwiebel statt weißer, Melisse statt grüner Minze, Schafskäse, fettreich statt fettarm, Sesamöl statt Olivenöl, 1 TL Bockshornklee zusätzlich

Nährwerte pro Portion
555 kcal • 39 g E • 36 g F • 28 g KH

Progesteronmangel

Quinoasalat mit Avocado

Für 2 Portionen
30 Min.

4 EL Öl • 100 g Quinoa • 2 EL Apfelessig • 2 EL Sojasauce • Salz • Mönchspfeffer • 1 TL Curry • 1 TL Paprikapulver • 2 kleine Schalotten • ½ Kopfsalat • 1 kleine Avocado (ca. 150 g) • 1 EL Zitronensaft • 1 TL Agavendicksaft

- 1 EL Öl erhitzen, Quinoa unter Rühren 4–5 Min. anrösten. Mit 200 ml Wasser ablöschen, aufkochen, ca. 20 Min. köcheln, gelegentlich umrühren. Abkühlen lassen.

- Je 2 EL Apfelessig, Sojasauce und Öl verrühren. Dressing und Gewürze zum Quinoa geben, verrühren, ziehen lassen.

- Schalotten würfeln und Salat in Streifen schneiden. Avocado halbieren, Stein herauslösen und die Haut abziehen. Hälften längs halbieren, in Streifen schneiden und mit Zitronensaft beträufeln. Quinoa auf zwei Tellern anrichten, Salat und Avocado darauf geben und mit je ½ EL Dressing beträufeln.

Östrogendominanz Eichblattsalat statt Kopfsalat, Pfeffer statt Mönchspfeffer, 1 TL Senf zusätzlich

Östrogenmangel wie ÖD, 1 TL Bockshornklee zusätzlich

Nährwerte pro Portion
435 kcal • 10 g E • 23 g F • 42 g KH

Ein Foto zu diesem Rezept finden Sie auf dem Buchcover.

Östrogendominanz

Apfel-Möhren-Salat

Für 2 Portionen
15 Min.

2 Möhren • 2 Äpfel • 1 cm Ingwer • 2 EL gehackte Mandeln • 2 EL Zitronensaft • Salz • Pfeffer • 2 TL Sesamöl

- Möhren und Äpfel waschen, mit der Schale raspeln und in eine Schüssel geben. Ingwer schälen, fein würfeln und dazugeben.

- Restliche Zutaten über den Salat geben, vermengen und bis zum Servieren einige Min. ziehen lassen.

Progesteronmangel Kürbiskerne statt Mandeln, Kürbiskernöl statt Sesamöl

Östrogenmangel 2 EL Sahne, 2 EL Weizenkeime zusätzlich

Tipp Mandeln kurz in einer Pfanne ohne Öl anrösten.

Nährwerte pro Portion
250 kcal • 4 g E • 10 g F • 21 g KH

Östrogendominanz

Bunter Couscous-Salat

Für 2 Portionen
15 Min. + 10 Min. Garzeit

50 g Couscous • Salz • 1 kleine Zwiebel oder Schalotte • 200 g Zucchini • 50 g Mais (Glas) • 150 g Tomaten • 2 EL Öl • Pfeffer • ½ Bund Schnittlauch

- Couscous mit Salz in 125 ml Wasser aufkochen. Hitze ausstellen und mit Deckel 5–10 Min. ausquellen lassen.

- Zwiebel pellen und fein hacken. Zucchini waschen, putzen und in Stifte schneiden. Mais abtropfen lassen. Tomaten waschen, in kleine Würfel schneiden.

- Öl erhitzen. Zwiebel darin glasig dünsten, Zucchini und Tomaten kurz mit erhitzen. Salzen und pfeffern. Couscous unter das Gemüse heben.

- Schnittlauch waschen, trocken schütteln, in Röllchen schneiden und kurz vor dem Servieren über den Couscous streuen.

Progesteronmangel Petersilie statt Schnittlauch, Mönchspfeffer statt Pfeffer

Östrogenmangel Oregano statt Schnittlauch, mit Bockshornklee und Senf zusätzlich abschmecken

Nährwerte pro Portion
245 kcal • 7 g E • 11 g F • 27 g KH

» Bunter Couscous-Salat

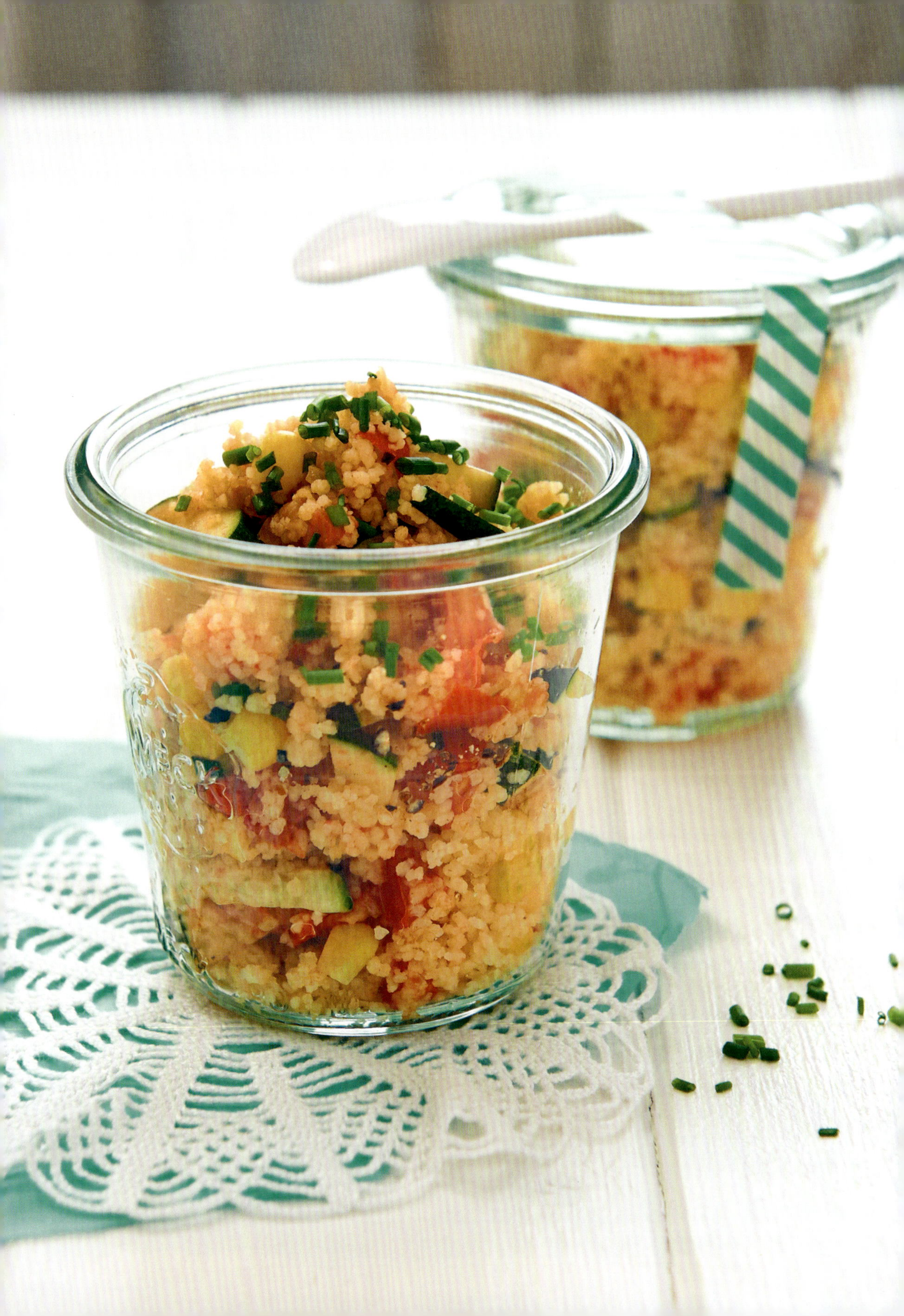

Östrogendominanz

Grüner Spargelsalat mit Radieschen

Für 2 Portionen
45 Min.

500 g grüner Spargel • Salz • ½ Bund Radieschen • 2 EL Kürbiskerne • 1 EL Margarine • 2 EL Balsamicoessig • 2 EL Walnussöl • Pfeffer • 1 EL frischer Estragon

- Grünen Spargel waschen, putzen, falls nötig, das untere Drittel der Stangen schälen und die Enden kürzen. Spargel in wenig Salzwasser bissfest garen, abgießen und abtropfen lassen.

- Radieschen waschen, putzen, halbieren und in dünne Scheiben hobeln. Spargelstangen schräg dritteln. Radieschen und Spargel vermengen. Kürbiskerne in einer beschichteten Pfanne ohne Zugabe von Fett leicht rösten, aus der Pfanne nehmen. Margarine in der Pfanne zerlassen, Essig und Öl zufügen, salzen und pfeffern.

- Spargel-Radieschen-Mischung mit der Sauce beträufeln. Kürbiskerne und Estragon hacken und über den Salat streuen.

Progesteronmangel Haselnüsse statt Kürbiskerne, Mönchspfeffer statt Pfeffer, Oregano statt Estragon

Östrogenmangel Butter statt Margarine, 1 hart gekochtes, gewürfeltes Ei und 1 TL Bockshornklee zusätzlich

Nährwerte pro Portion
250 kcal • 9 g E • 19 g F • 11 g KH

Östrogendominanz

Champignon-Tofu auf Blattsalat

Für 2 Portionen
25 Min. + 2 Std. Marinieren

125 g fester Tofu • 2 Knoblauchzehen • 25 ml trockener Sherry oder Sojasauce • 1 EL Sesamöl • Salz • Pfeffer • Chilipulver • 1 EL Kräuter • 100 g frischer Blattspinat • 1 Schalotte • 75 g Champignons • 2 EL Zitronensaft

- Tofu in kleine Würfel schneiden. Knoblauch über den Tofu pressen. Sherry und Öl darübergießen, salzen, pfeffern, mit Chili und Kräutern würzen. 2 Std. zugedeckt im Kühlschrank marinieren.

- Blattspinat waschen, putzen. Schalotte fein würfeln. Tofu abtropfen lassen, Marinade auffangen. Tofuwürfel goldbraun anbraten. Champignons blättrig schneiden und zum Tofu geben, abschmecken.

- Tofumarinade mit Zitronensaft mischen, abschmecken. Blattspinat darin wenden, Schalotten zufügen und auf 2 Teller geben. Pilz-Tofu-Mischung warm darauf verteilen, mit Marinade begießen.

Progesteronmangel Olivenöl statt Sesamöl, Mönchspfeffer statt Pfeffer, Feldsalat statt Spinat, weiße Zwiebel statt Schalotte

Östrogenmangel 1 TL Bockshornklee zusätzlich

Nährwerte pro Portion
190 kcal • 10 g E • 15 g F • 4 g KH

Östrogendominanz

Brokkolisalat mit Kirschtomaten

Für 2 Portionen
15 Min.

250 g Brokkoli • 150 g Kirschtomaten • 2 Frühlingszwiebeln • 2 EL Joghurt, fettarm • 2 EL Zitronensaft • Salz • Pfeffer • Chilipulver • 3 TL Sesamöl

- Brokkoli waschen und in Röschen teilen. In wenig kochendem Wasser bissfest garen, abgießen, abtropfen lassen. Kirschtomaten waschen und halbieren. Frühlingszwiebeln waschen, putzen und in dünne Ringe schneiden.

- Für das Dressing in einer kleinen Schüssel Joghurt glattrühren, Zitronensaft, Gewürze und Sesamöl untermengen. Gemüse auf Tellern anrichten und mit dem Dressing beträufeln.

Progesteronmangel Mönchspfeffer statt Pfeffer

Östrogenmangel Vollmilchjoghurt statt fettarmer, 1 TL Bockshornklee zusätzlich

Nährwert pro Portion
110 kcal • 3 g E • 8 g F • 8 g KH

Östrogendominanz

Eichblattsalat mit Mandeltofu

Für 2 Portionen
15 Min.

2 Handvoll Eichblattsalat • ¼ Gurke • 1 große Möhre • 4 getrocknete Feigen • 4 Stängel Basilikum • 4 EL Zitronensaft • 2 TL Senf • 1 Knoblauchzehe • Salz • Pfeffer • Agavendicksaft • 2 EL Rapsöl • 200 g Mandeltofu • 1 TL Kokosöl

- Salat klein zupfen, waschen und abtropfen lassen. Gemüse waschen, in mundgerechte Stücke schneiden. Stiele der Feigen abschneiden und Früchte in Scheiben schneiden. Basilikum abzupfen und hacken.

- Restliche Zutaten (außer Tofu und Kokosöl) zu einem Dressing verquirlen und mit Salat, Gemüse, Feigen und Basilikum vermengen.

- Tofu in Scheiben schneiden und in Kokosöl knusprig anbraten. Salat in einer Bowl anrichten und den Tofu darauflegen.

Progesteronmangel Kopfsalat statt Eichblattsalat, Meerrettich statt Senf (nur 1 TL), Mönchspfeffer statt Pfeffer

Östrogenmangel Kohlrabi statt Gurke, 1 TL Bockshornklee zusätzlich

Nährwerte pro Portion
455 kcal • 19 g E • 24 g F • 27 g KH

Östrogenmangel

Kartoffelsalat mit Rucola

Für 2 Portionen

40 Min + 1 Std. Ziehzeit

500 g Kartoffeln • 2 Eier • ½ Bund Radieschen • 80 g Rucola • 80 ml Gemüsebrühe • 3 EL Leinöl • 2 EL Apfelessig • 1 TL Senf • 1 TL Bockshornkleepulver • Salz • schwarzer Pfeffer • 1 TL Agavendicksaft

- Kartoffeln waschen und 20 Min. kochen. Etwas abkühlen lassen und in Scheiben schneiden. Eier hart kochen (ca. 10 Min.). Abschrecken, pellen, sechsteln, die Sechstel halbieren. Radieschen waschen und in Stifte schneiden. Rucola putzen und waschen.

- Die Hälfte vom Rucola mit Brühe, Öl, Essig, Senf und Bockshornklee pürieren. Mit Salz, Pfeffer und Agavendicksaft abschmecken.

- Lauwarme Kartoffelscheiben mit dem Dressing mischen und ca. 1 Std. durchziehen lassen. Kurz vor dem Servieren Radieschen, Eier und Rucola unter die Kartoffeln heben.

Progesteronmangel Romanasalat statt Rucola, Meerrettich statt Senf, ohne Bockshornklee, Mönchspfeffer statt Pfeffer, 2 EL gehackte Pistazien oder Pinienkerne als Topping

Östrogendominanz Romanasalat statt Rucola, ohne Bockshornklee

Nährwerte pro Person
430 kcal • 14 g E • 22 g F • 44 g KH

Östrogenmangel

Sauerkrautsalat

Für 2 Portionen

10 Min.

160 g frisches Sauerkraut • 1 Apfel • 6 EL Joghurt, 3,5 % Fett

- Sauerkraut abtropfen lassen, auflockern und wenn nötig etwas klein schneiden.

- Apfel waschen, putzen und klein würfeln.

- Beides mit dem Joghurt vermischen und servieren.

Progesteronmangel fettarmer Joghurt, 2 EL Sonnenblumenkerne zusätzlich

Östrogendominanz fettarmer Joghurt

Nährwert pro Portion
65 kcal • 3 g E • 1 g F • 10 g KH

» Kartoffelsalat mit Rucola

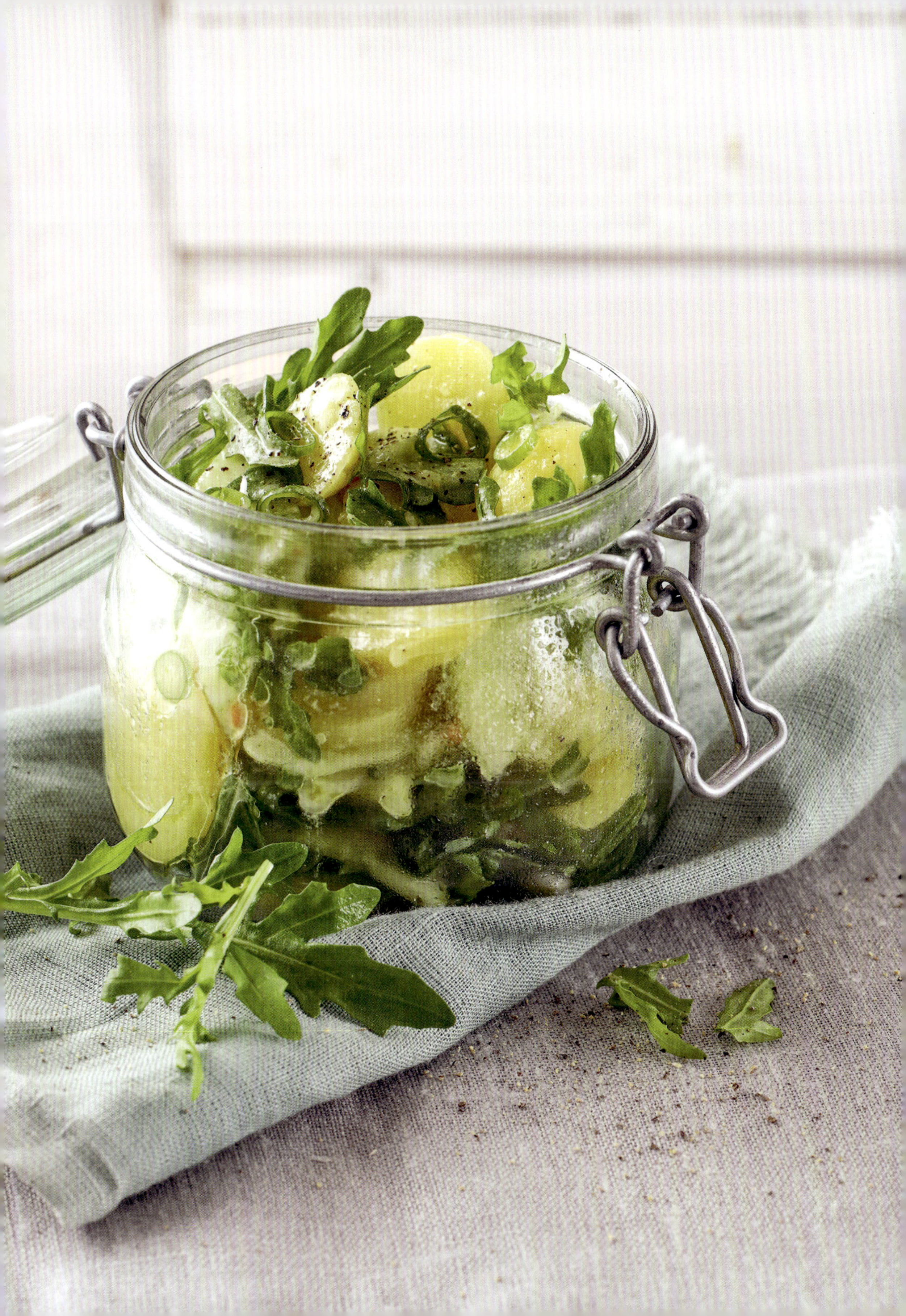

Östrogenmangel

Rettich-Gurken-Salat

Für 2 Portionen
20 Min. + 2 Std. Ziehzeit

200 g weißer Rettich • ½ Salatgurke • 1 kleine Zwiebel • ½ Bund Schnittlauch • 3 EL Apfelessig • 1 EL Rapsöl • 2 EL Wasser • 1 Schuss Agavendicksaft • Salz • Pfeffer • 1 TL Bockshornklee • 1 EL Sesam

- Rettich schälen, Gurke waschen, beides in dünne Scheiben hobeln und in eine Schüssel geben. Zwiebel pellen und würfeln. Schnittlauch waschen, trocken schütteln, in Röllchen schneiden.

- Aus den übrigen Zutaten ein Dressing anrühren, Zwiebelwürfel hineingeben, über die Rettich- und Gurkenscheiben gießen und mit Schnittlauchröllchen bestreuen. Ca. 2 Std. durchziehen lassen.

Progesteronmangel weiße Zwiebel statt Zwiebel, Dill statt Schnittlauch, Mönchspfeffer statt Pfeffer, ohne Bockshornklee

Östrogendominanz ohne Bockshornklee und Sesam

Nährwerte pro Portion
195 kcal • 7 g E • 9 g F • 22 g KH

Östrogenmangel

Blattsalat mit Senf-Dressing

Für 2 Personen
10 Min.

¼ Kopf Eichblattsalat, je nach Größe auch mehr • ¼ Bund frisches Basilikum • 125 g Joghurt, 10 % Fett • 1 EL Zitronensaft • 1 TL Agavendicksaft • 1 EL Senf • 1 TL Bockshornklee • Salz • Pfeffer

- Salat und Basilikum waschen und trocken schütteln. Salat klein zupfen. Basilikum hacken.

- Joghurt mit allen weiteren Zutaten vermengen und mit Gewürzen abschmecken.

Progesteronmangel Kopfsalat statt Eichblattsalat, fettarmer Joghurt, ohne Bockshornklee, Mönchspfeffer statt Pfeffer

Östrogendominanz fettarmer Joghurt, ohne Bockshornklee

Nährwerte pro Portion
115 kcal • 5 g E • 7 g F • 8 g KH

Östrogenmangel

Fruchtig-herber Grünkernsalat

Für 2 Portionen
20 Min.

150 g Vollkorn-Grünkern • 250 ml Gemüsebrühe • 75 g Käse, 45 % Fett • 250 g rote Weintrauben • 1 TL Zitronensaft • 75 g Sahne-Joghurt • Pfeffer • Kräutersalz • 1 TL Bockshornklee

- Grünkern mit der Gemüsebrühe ca. 5–8 Min. leicht kochen, bei schwacher Hitze ausquellen lassen.
- Käse würfeln, Trauben waschen und halbieren.
- Zitronensaft mit Joghurt verrühren und mit Gewürzen abschmecken. Zum Grünkern geben, mit Käse und Trauben vermengen und servieren.

Progesteronmangel ungeeignet

Östrogendominanz fettarmer Käse und Joghurt, ohne Bockshornklee

Nährwerte pro Portion
440 kcal • 20 g E • 8 g F • 70 g KH

Östrogenmangel

Wirsing-Kürbis-Salat

Für 2 Portionen
25 Min. + 30 Min. Ziehzeit

Für das Dressing
50 ml Ayran (türkischer Trinkjoghurt) • 1 EL Schlagsahne • 2 EL Apfelessig • 2 EL Rosinen • 2 EL Kürbiskerne • 1 TL Honig • Currypulver • Kräutersalz • Pfeffer • Kümmelpulver (oder Samen) • 1 TL Bockshornklee • 1 TL Senf
Für den Salat
125 g Hokkaido-Kürbis • 100 g Wirsing

- Die Zutaten für das Dressing verrühren und kräftig abschmecken.
- Kürbis waschen und fein raspeln. Wirsing waschen und in Streifen schneiden.
- Gemüse mit Dressing vermengen und 30 Min. ziehen lassen.

Progesteronmangel Kefir statt Ayran, keine Sahne, getrocknete Feige statt Rosinen, Sonnenblumenkerne statt Kürbiskerne, Mönchspfeffer statt Pfeffer, ohne Bockshornklee und Senf

Östrogendominanz Kefir statt Ayran, keine Sahne, getrocknete Feige statt Rosinen, Sonnenblumenkerne statt Kürbiskerne

Nährwerte pro Portion
145 kcal • 6 g E • 6 g F • 13 g KH

Östrogenmangel

Apfel-Feldsalat mit Kichererbsen

Für 2 Portionen
15 Min.

4 Handvoll Feldsalat • 2 Äpfel • 150 g Kichererbsen (Glas) • 2 EL Apfelessig • 2 TL Senf • 2 EL Sesam • 2 cm frisches Zitronengras oder 1 TL Zitronengraspulver oder Zitronensaft • 2 TL Sesamöl • Salz • Pfeffer • 1 TL Bockshornklee

- Feldsalat waschen und abtropfen lassen. Äpfel waschen und würfeln. Kichererbsen abtropfen lassen. Alles in eine Salatschüssel geben. Ggf. frisches Zitronengras in feine Streifen schneiden.

- Essig, Senf, Sesam, Zitronengras und Sesamöl in einem kleinen Gefäß verrühren und mit Salz, Pfeffer und Bockshornklee abschmecken. Dressing über den Salat geben und vermengen.

Progesteronmangel Kopfsalat statt Feldsalat, Linsen statt Kichererbsen, Kürbiskerne statt Sesam, Olivenöl statt Sesamöl, ohne Bockshornklee

Östrogendominanz wie Rezept, ohne Bockshornklee

Tipp Getrocknete Kichererbsen am Vorabend mit doppelter Menge Wasser bedecken und über Nacht einweichen. Dann ca. 1–1,5 Std. weichkochen.

Nährwerte pro Portion
220 kcal • 8 g E • 10 g F • 23 g KH

Östrogenmangel

Kokos-Zucchini-Salat

Für 2 Portionen
30 Min.

2 Scheiben Roggen-Pumpernickel • 1 EL Olivenöl • schwarzer Pfeffer • 50 ml Kokosmilch, light • 1 TL Agavendicksaft • 2 EL Zitronensaft • Salz • Pfeffer • 1 TL Bockshornklee • 1 TL Senf • 1 Zucchini • 4 Stängel Thai-Basilikum

- Pumpernickel zerkleinern. Öl in einer Pfanne erhitzen, Pumpernickel und Pfeffer 3 Min. rösten.

- Kokosmilch, Agavendicksaft und Zitronensaft in einem Topf lauwarm erhitzen und mit Gewürzen und Senf abschmecken.

- Zucchini waschen, der Länge nach vierteln und schmale Streifen schneiden. Zucchini mit der Sauce mischen und mit der Pumpernickel-Masse bestreuen. Basilikum waschen, Blättchen abzupfen und auf dem Salat verteilen.

Progesteronmangel kleine weiße Zwiebel gehackt dazu, Mönchspfeffer statt Pfefferkörner, ohne Bockshornklee, ohne Senf

Östrogendominanz wie Rezept, ohne Bockshornklee

Nährwerte pro Portion

200 kcal • 4 g E • 10 g F • 15 g KH

» Kokos-Zucchini-Salat

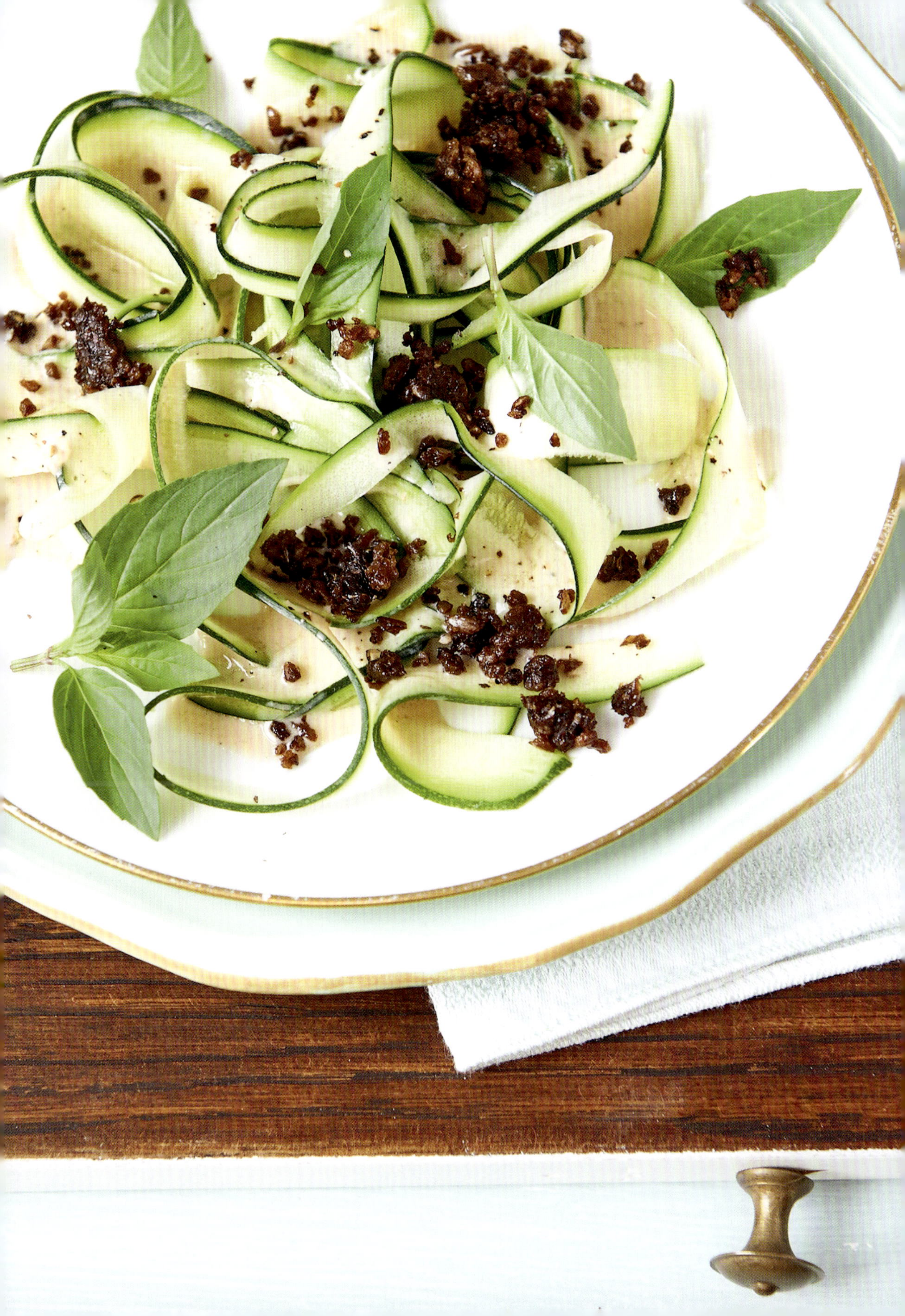

Progesteronmangel

Mexikanische Tortillas

Für 2 Portionen

1 Std. + 30 Min. Ruhezeit

Für die Tortillas
- 150 g Buchweizenmehl
- ½ TL Salz
- 2 EL Öl

Für die Füllung
- 125 g Hähnchenbrustfilet
- ½ EL Currypulver
- 1 grüne Paprika
- 1 EL Öl
- 50 g Mais (Glas)
- 50 g Kidneybohnen (Glas)
- 1 EL Tomatenmark
- ½ TL Sambal Oelek
- 100 g saure Sahne
- Salz
- Chilipulver

● Mehl, Salz, Öl und etwas Wasser verkneten. So viel Wasser nehmen, dass ein glatter, fester Teig entsteht. Zu einer Kugel formen, in Klarsichtfolie wickeln und 30 Min. ruhen lassen. Teig auf etwas Mehl zu 4 Fladen von je ca. 20 cm Ø ausrollen. In einer beschichteten Pfanne ohne Fett von beiden Seiten backen, Blasen flach drücken. Fladen im Ofen warmhalten, vorher mit etwas Wasser befeuchten.

● Fleisch in Streifen schneiden und mit Curry bestäuben. Paprika waschen und würfeln. Fleisch im Öl anbraten. Paprika, Mais und Bohnen hinzufügen und 10 Min. garen.

● Tomatenmark, Sambal Oelek und saure Sahne verrühren. Mit Salz und 1 Msp. Chili abschmecken. Sauce unter die warme (nicht mehr heiß, sonst gerinnt sie) Füllung rühren und abschmecken. Mischung auf die Tortillas geben und aufrollen.

Östrogendominanz Weizenmehl statt Buchweizenmehl

Östrogenmangel Weizenmehl statt Buchweizenmehl, Crème fraîche statt saure Sahne, 1 TL Bockshornklee zusätzlich

Tipp Tortillas fertig kaufen oder die doppelte Menge herstellen und am nächsten Tag noch mal genießen.

Nährwerte pro Portion

600 kcal • 27 g E • 24 g F • 69 g KH

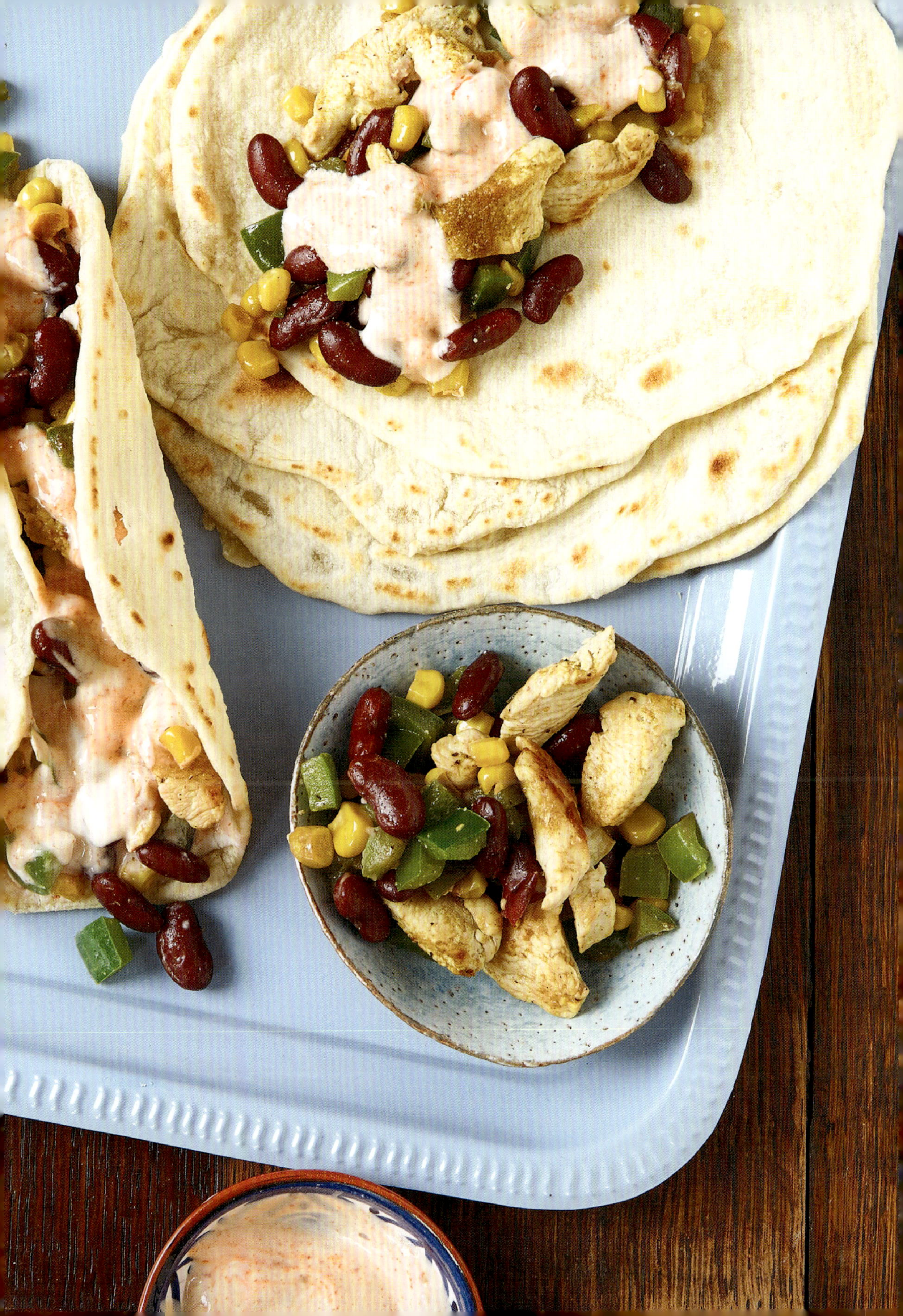

Progesteronmangel

Avocado-Lachs-Brötchen an Mango-Salat

Für 2 Portionen

15 Min.

½ Kopfsalat • 1 Mango • ½ Salatgurke • 2 EL Zitronensaft • Salz • Pfeffer • 2 TL Öl • ½ Avocado • 2 Vollkornbrötchen (am besten mit Buchweizen) • 2 Scheiben Räucherlachs • 2 TL geschrotete Leinsamen

- Kopfsalat waschen und Blätter klein zupfen, in eine Schüssel geben. Mango schälen, würfeln. Gurke waschen, in Würfel schneiden. Beides zum Salat geben.
- Ein Dressing aus Zitronensaft, Salz, Pfeffer und Öl herstellen und darübergeben. Alles miteinander vermengen.
- Avocado schälen und in Scheiben schneiden. Brötchen aufschneiden und mit Avocado und Lachsscheiben belegen. Mit Leinsamen bestreuen und mit dem Salat servieren.

Östrogendominanz Paprika statt Gurke, Weizen- oder Dinkel-Vollkornbrötchen

Östrogenmangel Rucola statt Kopfsalat, Tomate statt Gurke, Weizen- oder Dinkel-Vollkornbrötchen, Bockshornklee zusätzlich

Nährwerte pro Portion
500 kcal • 15 g E • 26 g F • 39 g KH

Östrogendominanz

Rote Bete mit Mozzarella

Für 2 Portionen

10 Min.

150 g gegarte Rote Bete (vakuumverpackt) • 125 g Mozzarella, light • Basilikumblätter • 1 EL Öl oder 2 EL Pesto • 2 EL Balsamicoessig • Salz

- Rote Bete in dünne Scheiben schneiden. Mozzarella abtropfen lassen, in dünne Scheiben schneiden. Das gelingt leichter, wenn er ca. 10 Min. eingefroren wurde. Basilikum waschen und Blätter abzupfen.
- Mozzarella und Rote Bete abwechselnd auf einem Teller anrichten. Mit Öl bzw. Pesto, Essig und Salz würzen. Mit Basilikum garnieren.

Progesteronmangel Tomate statt Rote Bete

Östrogenmangel Mozzarella, fettreich, Oregano statt Basilikum, mit Bockshornklee und Senf zusätzlich abschmecken

Nährwerte pro Portion (ohne Pesto)
135 kcal • 9 g E • 8 g F • 7 g KH

Östrogendominanz

Sushi

Für 12 Stück
35 Min.

80 g Vollkorn-Rundkornreis • 2 EL Sushi-Essig • 1 TL Zucker • 1 TL Salz • 3 Radieschen • ¼ Avocado • 1 Handvoll Sprossenmix • 3 Noriblätter • 150 g Fisch in Sushi-Qualität, z. B. Thunfisch, Lachs, Jakobsmuscheln, Kaviar

- Reis in 160 ml Wasser garen. Danach Essig, Zucker und Salz locker unterrühren. Reis mit einem feuchten Tuch abdecken. Radieschen und Avocado in dünne Stifte schneiden.

- Ein Noriblatt mit der glatten Fläche nach unten auf die Sushi-Rollmatte legen. Reis auf dem Nori-Blatt flach verteilen, dabei an der breiten Seite 1 cm frei lassen. Reis mit Gemüse und Fisch nach Belieben belegen, einrollen und in Stücke schneiden.

Progesteronmangel Möhren statt Radieschen

Östrogenmangel Reis mit Bockshornklee abschmecken, 1 EL gerösteten Sesam hinzufügen

Nährwerte für 12 Stück
470 kcal • 9 g E • 15 g F • 65 g KH

Östrogenmangel

Chia-Falafel-Bällchen

Für 15 Stück
20 Min. + 15–20 Min. Backzeit

50 g Sesam • 50 g Chiasamen • 1 Zwiebel • 1 Zucchini • ½ Bund Koriander • 1 EL Tahin • 400 g Kichererbsen (Glas) • Salz • Pfeffer • Kreuzkümmel • Bockshornklee

Für den Quark

250 g Sahnequark • 2 EL Sesamöl • Saft von 1 Zitrone • ½ Bund Koriander

- Hälfte der Sesam- und Chiasamen vermengen. Ofen auf 200 Grad Umluft vorheizen.

- Zwiebel grob zerkleinern. Zucchini reiben. Koriander hacken. Zwiebel, Koriander, restliche Sesam- und Chiasamen, Tahin und Kichererbsen (mit Saft) fein pürieren und kräftig würzen. 15 Bällchen formen, in der Chia-Sesam-Mischung wälzen und ca. 15–20 Min. backen.

- Für den Quark Koriander hacken und mit den anderen Zutaten vermischen. Mit Salz, Pfeffer und Bockshornklee würzen.

Progesteronmangel 100 g Chiasamen, kein Sesam, weiße Zwiebel statt Zwiebel, Möhre statt Zucchini, Dill statt Koriander, Mönchspfeffer statt Pfeffer, kein Bockshornklee

Östrogendominanz Möhre statt Zucchini, Petersilie statt Koriander, Magerquark statt Sahnequark, Kurkuma statt Bockshornklee

Nährwerte pro Portion
115 kcal • 5 g E • 7 g F • 6 g KH

Östrogenmangel

Rote-Bete-Hummus

Für 2 Gläser (à 200 g)
8 Min.

1 Knolle Rote Bete (frisch oder vakuumiert) • 250 g Kichererbsen (Glas) • 1 Knoblauchzehe • 1 TL Zitronensaft • 1 Prise Salz • 2 EL Tahin

- Frische Rote Bete schälen (am besten mit Handschuhen, sie färben!), in Stücke schneiden und in ca. 15 Minuten in siedendem Wasser weichkochen. Vakuumierte Rote Bete kann sofort verwendet werden.

- Rote Bete, Kichererbsen, Knoblauch, Zitronensaft und Salz in ein hohes Gefäß geben und pürieren.

- Tahin mit 2 EL Wasser mischen und danach mit dem Hummus verrühren (nicht pürieren).

Progesteronmangel rote Linsen statt Kichererbsen

Östrogendominanz wie Rezept

Tipp Getrocknete Kichererbsen über Nacht einweichen und in ca. 1,5 Std. weichkochen.

Nährwerte pro Portion
265 kcal • 11 g E • 5 g F • 28 g KH

Ein Foto zum Rezept finden Sie auf dem Buchcover.

Östrogenmangel

Matjes mit Rote-Bete-Puffer

Für 2 Portionen
35 Min.

1 Rote Bete (ca. 200 g) • 200 g festkochende Kartoffeln • 2 Eier • 1 EL Mehl • Salz • Pfeffer • Muskat • ½ Gurke • 1 Zweig Dill • 50 g Joghurt, 3,8 % Fett • 50 g Magerquark • 50 g Sahne • 1 TL Agavendicksaft • ½ Bund Radieschen • 1 Apfel • 1 TL Senf • 2 EL Öl • 4 Matjesfilets

- Rote Bete und Kartoffeln schälen, grob raspeln. Mit 1 Ei und Mehl mischen und würzen. 1 Ei hart kochen, fein hacken, beiseitestellen.

- Für die Sauce die Gurke hobeln, Dill hacken. Mit Joghurt, Quark, Sahne, Salz, Pfeffer und Agavendicksaft verrühren. Radieschen und Apfel fein raspeln, mit Salz, Pfeffer und Senf würzen.

- Öl erhitzen. Flüssigkeit aus der Rote-Bete-Kartoffel-Masse herausdrücken. Puffer flach drücken und von beiden Seiten einige Min. goldgelb braten. Auf Küchenpapier abtropfen lassen. Mit Matjes servieren.

Progesteronmangel Süßkartoffeln statt Kartoffeln, Gurke statt Apfel, ½ TL Kurkuma statt Senf, Mönchspfeffer zusätzlich

Östrogendominanz fettarme Milchprodukte, mehr Joghurt, keine Sahne

Nährwerte pro Portion
750 kcal • 30 g E • 50 g F • 43 g KH

Matjes mit Rote-Bete-Puffer

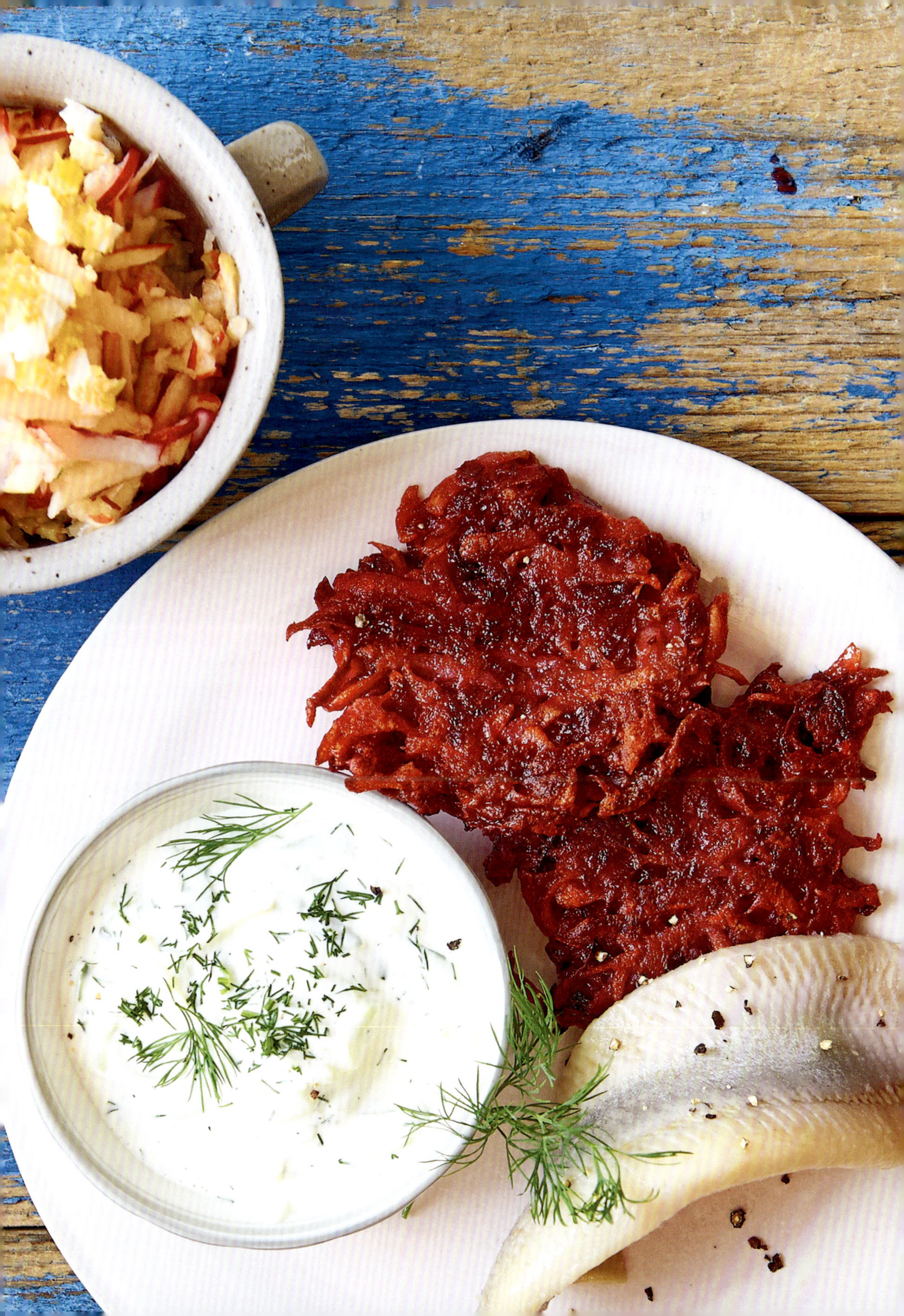

Progesteronmangel

Kalter Schoko-Nuss-Protein-Riegel

Für 1 Eiswürfelbehälter, ca. 14 Stück
15 Min. + 30 Min. Kühlzeit

5 EL Hafervollkornflocken, fein • 40 g zartbittere Schokolade • 20 g Kokosfett • 3 EL Backkakao • 50 g gehackte Haselnüsse • 50 g Schokoladen-Proteinpulver (oder natur)

- Haferflocken mit 100 ml Wasser in eine Schale geben und 90 Sek. bei 800 Watt in der Mikrowelle erwärmen.

- Schokolade hacken und mit Kokosfett zu den warmen Haferflocken geben. Mit einer Gabel zu einer homogenen Masse zerkleinern. Kakao, Nüsse und Proteinpulver hinzugeben, verrühren.

- Masse in einen Eiswürfelbehälter füllen und für 30 Min. in den Gefrierschrank stellen.

Östrogendominanz Erdnüsse statt Haselnüsse

Östrogenmangel Erdnüsse statt Haselnüsse

Tipp Die Würfel lösen sich leichter aus dem Behälter, wenn Sie die Rückseite mit warmem Wasser begießen und vorsichtig mit einer Gabel nachhelfen.

Nährwerte pro Stück
40 kcal • 3 g E • 3 g F • 1 g KH

Progesteronmangel

Erdbeer-Smoothie

Für 2 Portionen
10 Min.

250 g Erdbeeren • 2 EL Agavendicksaft • 2 EL Zitronensaft • 400 ml Milch, 1,5 % Fett, oder pflanzliche Alternative • 2 EL feine Hafervollkornflocken

- Erdbeeren waschen, putzen, klein schneiden und in ein hohes Rührgefäß füllen.

- Agavendicksaft, Zitronensaft, gekühlte Milch und Haferflocken dazugeben.

- Mischung pürieren und sofort servieren.

Östrogendominanz je 125 g Himbeeren und Erdbeeren statt nur Erdbeeren, Weizenkeime statt Haferflocken

Östrogenmangel Himbeeren statt Erdbeeren, Milch 3,8 % Fett, ggf. plus 2 EL Sahne, Weizenkeime statt Haferflocken

Nährwerte pro Portion
200 kcal • 8 g E • 3 g F • 34 g KH

» Erdbeer-Smoothie

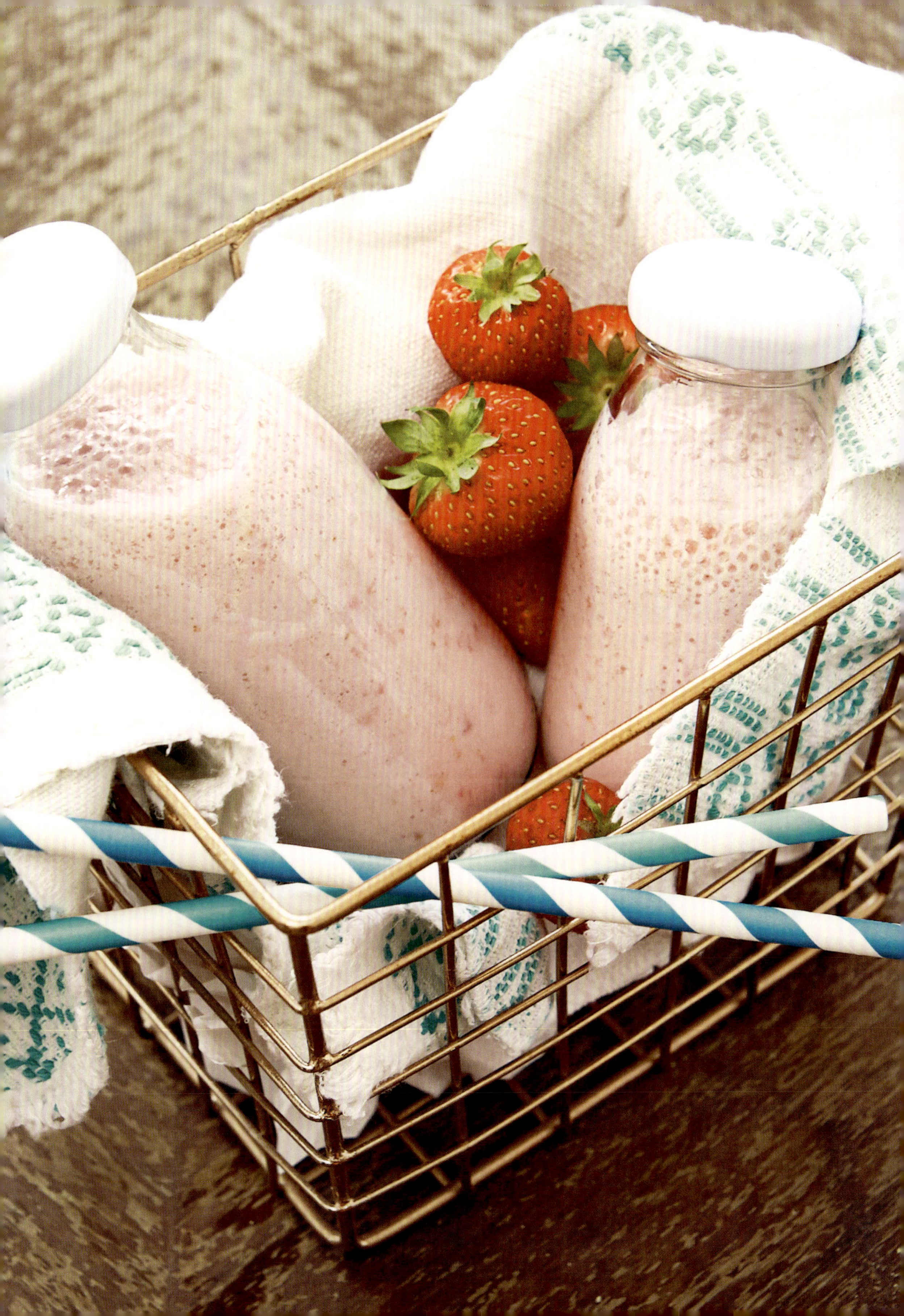

Östrogendominanz

Aprikosen-Nuss-Kekse

Für 1 Blech, ca. 30 Kekse
45 Min. + 20 Min. Backzeit

180 g getrocknete Aprikosen, ungeschwefelt • 80 g Margarine • 1 TL Zitronensaft • 1 TL Anis oder Zimt • 1 Prise Salz • 300 g Weizenvollkornmehl • 100 g gehackte Haselnüsse • etwas Ingwerpulver

- Aprikosen mit Wasser gerade bedecken und 15 Min. quellen lassen, dann mit dem Einweichwasser pürieren.

- Margarine schaumig rühren und zum Aprikosenpüree geben. Zitronensaft, Anis und Salz hinzufügen. Mehl, Haselnüsse und Ingwerpulver unterkneten. Den Teig zu einer Rolle formen und 30 Min. kaltstellen.

- Scheiben abschneiden, auf ein Backblech legen und bei 200 Grad ca. 20 Min. backen.

Progesteronmangel 100 g Margarine, 200 g Weizenvollkornmehl und 100 g Buchweizenmehl oder 50 g Buchweizenmehl und 50 g Sojamehl

Östrogenmangel Butter statt Margarine, Mandeln statt Haselnüsse

Tipp Wer die Kekse gerne süßer mag, kann 2 EL Süßungsmittel der Wahl hinzugeben.

Nährwerte pro 1 Keks (ca. 20 g)
90 kcal • 2 g E • 5 g F • 9 g KH

Östrogendominanz

Kurkumabällchen

Für 12–14 Bällchen
20 Min. + 30 Min. Kühlzeit

50 g Mandelmehl • 50 g Kokosmehl • 2 TL Kurkuma • 1 TL Ingwerpulver • 3 EL Kokosöl • 60 g Mandelmus • 60 g Honig • 4 EL Kokosflocken zum Wälzen

- Mehle, Kurkuma und Ingwer mischen. Kokosöl etwas erhitzen, mit Mandelmus, Honig und Mehlmix zu einem Teig verkneten und eine Rolle formen. Für ca. 30 Min. kaltstellen.

- Kokosflocken auf einen Teller geben. Aus der Rolle ca. 12–14 Scheiben schneiden und daraus Bällchen formen, in den Kokosflocken wälzen.

Progesteronmangel Haselnussmus statt Mandelmus, gehackte Pistazien oder Haselnüsse statt Kokosflocken

Östrogenmangel wie Rezept

Tipp Bällchen im Kühlschrank aufbewahren und innerhalb 1 Woche verzehren.

Nährwerte pro Stück
110 kcal • 4 g E • 8 g F • 5 g KH

Östrogenmangel

Dattelberge

Für ca. 35 Kekse
ca. 45 Min. + 15–20 Min. Backzeit

3 Eiweiß • 100 g Puderzucker • 250 g getrocknete Datteln, entsteint • 125 g Pekannüsse • 125 g gehackte Mandeln • Vollkorn-Oblaten

- Eiweiß sehr steif schlagen, Puderzucker einrieseln lassen und weiter rühren. Masse etwa 30 Min. stehen lassen. Backofen auf 150 Grad vorheizen.

- Datteln klein schneiden. Pekannüsse grob hacken. Datteln, Nüsse und Mandeln vorsichtig unter die Eiweißmasse heben.

- Backblech mit Backpapier auslegen und Oblaten darauf verteilen. Mit zwei Teelöffeln kleine Häufchen von der Masse auf die Oblaten setzen. Im vorgeheizten Backofen bei 150 Grad in ca. 15–20 Min. goldbraun backen.

Progesteronmangel Pistazien statt Pekannüsse, Haselnüsse statt Mandeln

Östrogendominanz Haselnüsse statt Mandeln

Nährwerte pro Stück (ca. 10 g)
115 kcal • 2 g E • 5 g F • 13 g KH

Östrogenmangel

Mandel-Ananas-Smoothie

Für 2 Portionen
15 Min.

2 TL Mandelblättchen • 4 Scheiben Ananas (ca. 250 g) • ½ Banane • 300 ml griechischer Joghurt • 200 ml Orangensaft (Direktsaft 100 %) • 150 ml Milch, 3,5 % Fett • 2 TL Rosinen

- Mandelblättchen in einer Pfanne ohne Fett rösten.

- Ananas und Banane grob in Stücke schneiden. Obst in einen hohen Rührbecher geben. Joghurt, Saft und Milch zum Obst geben und pürieren.

- Smoothie in ein Glas füllen, Mandelblättchen und Rosinen darauf geben.

Progesteronmangel Pistazien statt Mandeln, fettarmer Joghurt statt griechischer, Milch 1,5 % Fett statt 3,5 % Fett

Östrogendominanz fettarmer Joghurt statt griechischer, Milch 1,5 % Fett statt 3,5 % Fett

Tipp Restliche Ananas als Snack mitnehmen oder für weitere andere Rezepte einsetzen.

Nährwerte pro Portion
220 kcal • 11 g E • 3 g F • 3 g KH

Östrogenmangel

Vegane Panna Cotta

Für 2 Portionen
10 Min. + mind. 4 Std. Kühlzeit

1 g Agar Agar • 250 ml Sojasahne • ½ TL Vanillepulver • 1 EL Kokosöl • 2 EL Ahornsirup • 200 g Himbeeren, frisch oder TK

- Agar Agar mit 100 ml Sahne glattrühren. Restliche Sahne in einem Topf mit Vanillepulver, Kokosöl, 1 EL Ahornsirup, Agar-Agar-Mix verrühren. Bei geringer Hitze und gelegentlichem Umrühren aufkochen lassen. 3 Min. leicht köcheln lassen.
- In 2 Dessertgläser füllen, abkühlen lassen und mind. 4 Std. im Kühlschrank fest werden lassen.
- Himbeeren mit 1 EL Ahornsirup pürieren, auf die Panna Cotta geben und servieren.

Progesteronmangel Hafersahne statt Sojasahne, Erdbeeren, Bananen oder Papayas statt Himbeeren

Östrogendominanz wie Rezept

Nährwerte pro Portion
340 kcal • 5 g E • 23 g F • 28 g KH

Östrogenmangel

Heidelbeer-Omelette

Für 2 Portionen
20 Min. + 10 Min. Garzeit

250 g Heidelbeeren • 3 Eier • 1 Prise Salz • 2 EL Agavendicksaft • 50 g Weizenvollkornmehl • 1 TL Öl

- Früchte waschen und verlesen. Gut abtropfen lassen oder vorsichtig trocken tupfen.
- Eier trennen, Eiweiß und Salz mit dem Handrührgerät steif schlagen. Eigelbe mit Agavendicksaft auf höchster Stufe schaumig rühren. Mehl und Eigelb-Masse vorsichtig unter den Eischnee heben.
- Öl in einer beschichteten Pfanne (ca. 24 cm Ø) erwärmen und Teig hineingeben. Mit geschlossenem Deckel auf mittlerer Stufe kurz aufheizen, Heidelbeeren daraufgeben. Auf die niedrigste Stufe zurückschalten und das Omelett in 5 Min. fertig backen.
- Omelett vorsichtig mit einem Pfannenheber lösen und auf einem Teller servieren.

Variante Omelett mit Marmelade, Kompott oder anderem Obst servieren.

Hinweis Für Progesteronmangel und Östrogendominanz nicht geeignet.

Nährwerte pro Portion
450 kcal • 9 g E • 25 g F • 46 g KH

» Heidelbeer-Omelette

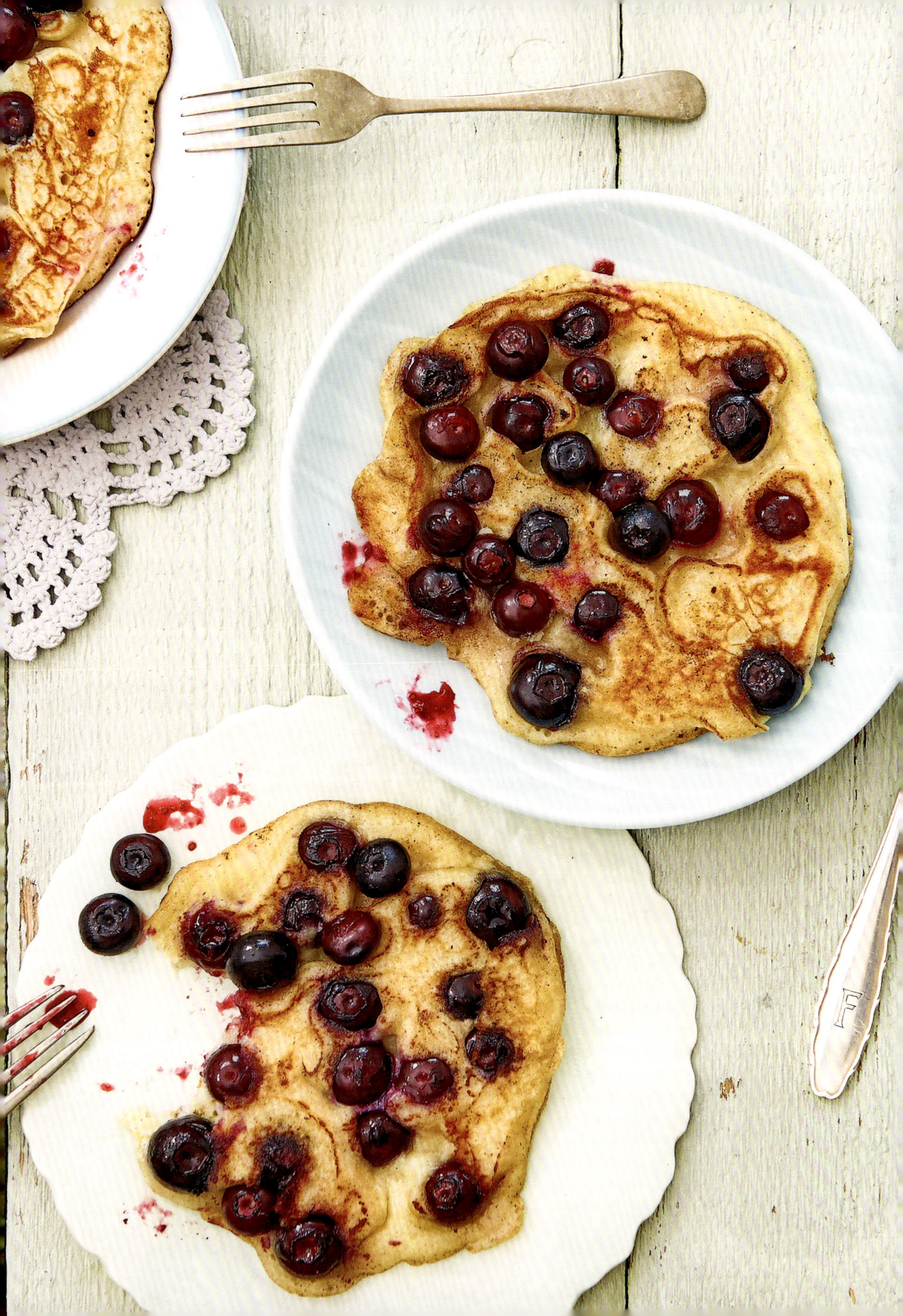

Östrogenmangel

Veganes Tiramisu

Für 2 Portionen

15 Min. + 6 Std. Einweichzeit + 1 Std. Kühlzeit

100 g Cashewkerne • 50 g Sojaquark • 200 ml Mandeldrink • ½ Messlöffel Johannisbrotkernmehl • 2 EL flüssiges Kokosöl • 2 TL Zitronensaft • ½ TL Vanillepulver • 1 Prise Salz • 1 EL Ahornsirup • 200 g Bananen (ca. 2 Stück) • 100 g Granatapfelkerne • etwas Kakaopulver • 2 TL Kakaonips

- Cashewkerne mit Wasser bedecken und 6 Std. oder über Nacht einweichen. Dann abgießen, kurz abbrausen. Mit Quark, Mandeldrink, Johannisbrotkernmehl, Kokosöl, Zitronensaft, Vanille, Salz, Ahornsirup und Bananen zu einer feinen Creme mixen. Ca. 1 Std. kühl stellen.

- Eine Schicht Granatapfelkerne in 2 tiefe Gläser geben. Mit Bananencreme bedecken. Eine Schicht Kerne daraufgeben und zum Abschluss restliche Bananencreme darüber verteilen. Mit Kakaopulver bestäuben und mit Kakaonips bestreuen. Sofort servieren.

Progesteronmangel Haferdrink statt Mandeldrink, Erdbeeren oder Banane oder Papaya statt Granatapfelkerne gehackte Pistazien statt Kakaonibs

Östrogendominanz wie Rezept

Nährwerte pro Portion
610 kcal • 15 g E • 36 g F • 59 g KH

Östrogenmangel

Bananen-Shake

Für 2 Portionen

5 Min.

4 Bananen • 2 EL Weizenkeime • 40 g gemahlene Mandeln • 60 g Proteinpulver, neutral oder Vanille • 600 ml Hafermilch

- Bananen schälen, in 2 cm große Stücke schneiden.

- Bananen, Weizenkeime, Mandeln und Proteinpulver in einen Mixer geben und Hafermilch hinzufügen. Mindestens 30 Sek. mixen. Falls der Shake zu dickflüssig ist, einen Schuss mehr Milch dazugeben.

Progesteronmangel gepuffte Quinoa statt Weizenkeime, Pistazien statt Mandeln

Östrogendominanz Haselnüsse statt Mandeln

Tipp Für ein bisschen Abwechslung die Bananen durch 200 g Erdbeeren (PM) oder Himbeeren (ÖM) ersetzen.

Nährwerte pro Portion
555 kcal • 34 g E • 19 g F • 69 g KH

Östrogenmangel

Schoko-Creme-Torte

Für 1 Torte, 12 Stücke

50 Min. + 20 Min. Backzeit + Abkühlzeit

Für den Rührteig
- 250 g Butter
- 150 g Zucker
- 2 Pck. Vanillezucker
- 1 Msp. Salz
- 5 Eier
- 150 g Weizenvollkornmehl
- 50 g Kakaopulver
- 2 gestrichene TL Backpulver

Für die Buttercreme
- 1 Pck. Schokoladen-Pudding-Pulver
- 2 EL Zucker
- 500 ml Milch, 3,5 % Fett
- 150 g weiche Butter
- 100 g Puderzucker

Zum Dekorieren
- 20 g Raspelschokolade
- 10 g Kakaonibs

● Für den Teig Ofen auf 180 Grad vorheizen. Butter, Zucker, Vanillezucker und Salz zu einer schaumigen Masse verrühren. Eier nach und nach unterrühren. Mehl mit Kakao und Backpulver vermischen und ebenfalls unterrühren. Teig halbieren, in 2 eingefetteten Springformen (26 cm Ø) 20 Min. backen. Fertige Böden vollständig erkalten lassen.

● Für die Buttercreme Pudding mit Zucker nach Packungsanleitung kochen und mit Frischhaltefolie (damit sich keine Haut bildet) abgedeckt auf Zimmertemperatur abkühlen lassen. Butter und Puderzucker schaumig schlagen. Pudding durchrühren und Butter nach und nach unterrühren. Wichtig: Beide Komponenten müssen Zimmertemperatur haben, sonst gerinnt die Buttercreme.

● Einen Boden mit der Creme bestreichen und den zweiten Boden daraufsetzen. Tortenoberfläche sowie den Rand mit der restlichen Creme bestreichen und mit Schokoraspeln und Kakaonibs dekorieren.

Progesteronmangel eher ungeeignet, da zu viele Eier, Weizen und Kakao für die Konsistenz wichtig sind. Wer aber nicht verzichten möchte: Margarine statt Butter, 50 g Buchweizen- und 100 g Weizenvollkornmehl, Milch 1,5% Fett statt Milch 3,5% Fett, gehackte Pistazien statt Kakaonibs

Östrogendominanz wie PM

Nährwerte pro Stück

350 kcal • 5 g E • 24 g F • 27 g KH

ZUM SATTWERDEN

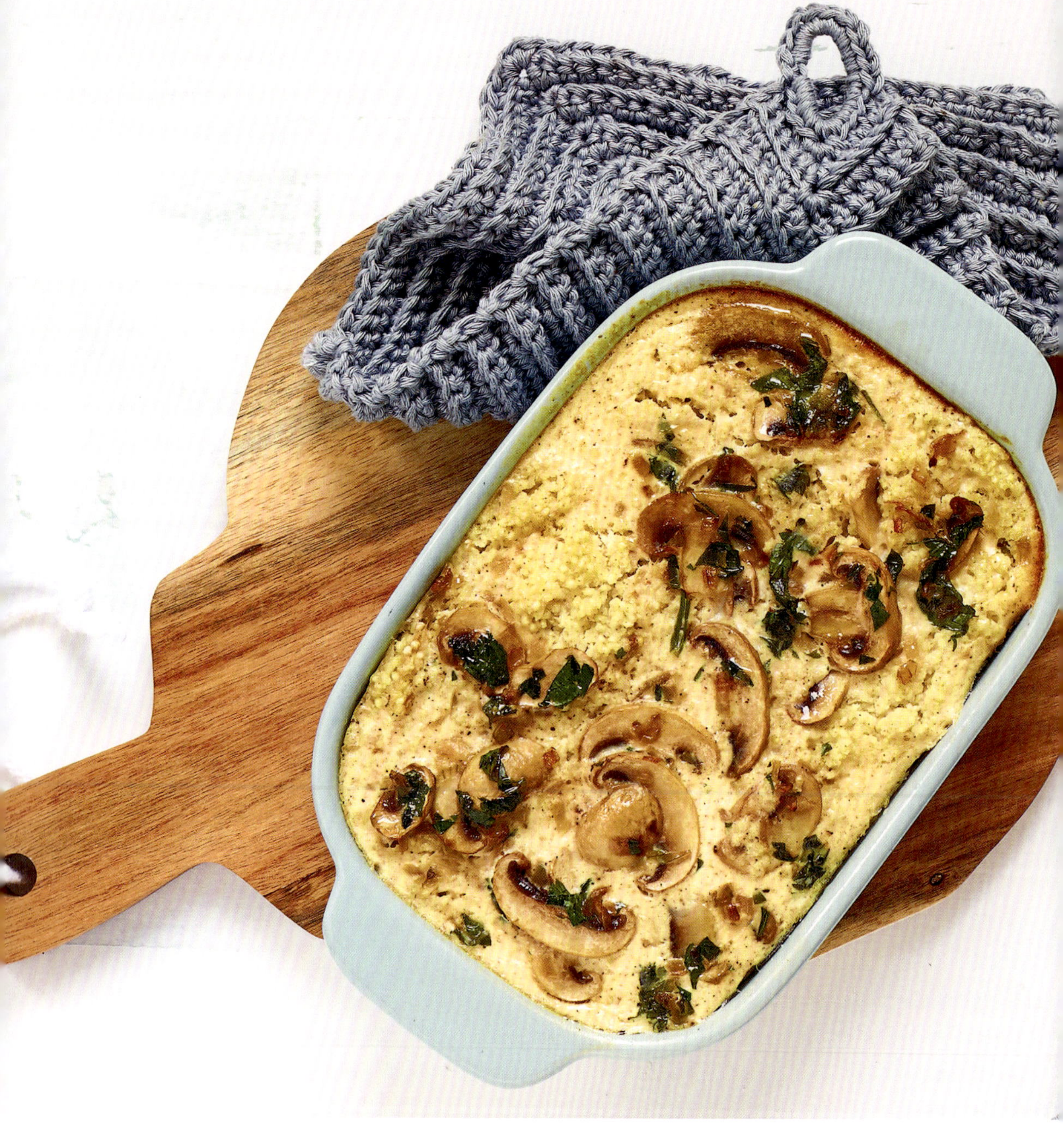

Progesteronmangel

Hirseauflauf mit Champignons

Für 2 Portionen

20 Min. + 20 Min. Garzeit
+ 30 Min. Backzeit

150 g Hirse • 1 weiße Zwiebel • 650 ml Gemüsebrühe • 350 g Champignons • 1 TL Margarine • ½ Bund Dill • 1 Ei • 150 g saure Sahne • 2 EL Sojamehl • Mönchspfeffer • Muskat

- Hirse kurz mit heißem Wasser übergießen. Zwiebel pellen und fein würfen. Gemüsebrühe mit ½ Zwiebel aufkochen. Hirse zugeben, aufkochen und bei geringer Hitze im geschlossenen Topf ca. 20 Min. garen.

- Pilze putzen und in Scheiben schneiden. ½ Zwiebel in Margarine andünsten. Dill waschen, trocken schütteln und fein hacken. Ei und saure Sahne verquirlen. 2 EL Sojamehl mit 4 EL Wasser anrühren und zur Eimischung geben.

- Hirse, Pilze, Dill und gedünstete Zwiebel vermengen, kräftig würzen. Masse in einer gefetteten Auflaufform mit Eiersahne übergießen. Bei 200 Grad 30 Min. backen.

Östrogendominanz wie Rezept

Östrogenmangel Zwiebel statt weißer Zwiebel, Petersilie statt Dill, Butter statt Margarine, 1 Ei statt Sojamehl mit Wasser (insgesamt 2 Eier), Pfeffer statt Mönchspfeffer

Nährwerte pro Portion

540 kcal • 23 g E • 21 g F • 59 g KH

Progesteronmangel

Hähnchen-Ananas-Curry

Für 2 Portionen

30 Min. + 35 Min. Kochzeit

140 g Naturreis • ¼ Ananas • 1 weiße Zwiebel, groß • 2 Knoblauchzehen • 4 cm Ingwer • 300 g Brokkoli • 300 g Hähnchenbrust • 1 TL Öl • 400 ml Kokosmilch (Dose) • 230 g Mais (Glas) • 4 EL Cashewkerne, natur • 4 EL gelbe Currypaste oder -pulver • 1 TL Salz • 1 Stängel Koriander

- Naturreis mit 300 ml Wasser ca. 35 Min. kochen, bis der Reis das gesamte Wasser aufgenommen hat.

- Ananas, Zwiebel, Knoblauch und Ingwer schälen und würfeln. Brokkoli in Röschen teilen, für die letzten 15 Min. der Kochzeit mit dem Reis mitgaren.

- Hähnchen in mundgerechte Stücke schneiden und mit Öl, Zwiebel, Knoblauch und Ingwer in einer tiefen Pfanne scharf anbraten. Mit Kokosmilch ablöschen. Mais, Ananas und Cashewkerne hinzugeben. Mit Currypaste und Salz abschmecken und 5 Min. köcheln lassen. Das fertige Curry mit Reis anrichten und mit Koriander dekorieren.

Östrogendominanz Zwiebel statt weißer Zwiebel, Erdnüsse statt Cashewkerne, 2 Stängel Koriander (oder mehr)

Östrogenmangel wie ÖD

Nährwerte pro Portion

700 kcal • 42 g E • 23 g F • 62 g KH

Progesteronmangel

Chili sin Carne

Für 2 Portionen

30 Min. + 30 Min. Garzeit

200 g Quinoa • 1 weiße Zwiebel • 1 rote Paprika • 200 g Mais (Glas) • 200 g Kidneybohnen (Glas) • 1 EL Öl • 3 Knoblauchzehen • 200 g Tomaten (Glas) • 5 ganze Chilis • Salz • Mönchspfeffer • Paprikapulver • Kreuzkümmel

- Quinoa waschen und mit 500 ml Wasser bei mittlerer Hitze 15 Min. kochen. Zwiebel würfeln, Paprika in Streifen schneiden, Mais und Kidneybohnen abgießen.

- Zwiebel in einem Topf im Öl anbraten, bis sie glasig sind. Paprika und Mais hinzufügen. Knoblauch pellen und pressen. Tomaten und Chilis (ganz lassen) mit in den Topf geben. Einmal aufkochen und 20–30 Min. garen.

- Kidneybohnen hinzufügen und aufkochen lassen. Quinoa dazugeben und untermischen. Mit den Gewürzen abschmecken.

Östrogendominanz Amarant statt Quinoa, Schalotten statt weißer Zwiebeln, Pfeffer statt Mönchspfeffer

Östrogenmangel wie ÖD, 1 TL Bockshornklee zusätzlich

Tipp Bei Hitzewallungen am besten keine (oder weniger) Chilis und Knoblauch verwenden.

Nährwerte pro Portion

720 kcal • 27 g E • 22 g F • 100 g KH

Progesteronmangel

Linsencurry mit Vollkornreis

Für 2 Portionen

25 Min. + 25 Min. Garzeit

120 g Vollkornreis • 200 g rote Paprika • 400 g Brokkoli • 2 weiße Zwiebeln • 2 Knoblauchzehen • 1 EL Rapsöl • 400 ml Kokosmilch light • Salz • Mönchspfeffer • Kurkuma • Curry • 100 g rote Linsen

- Für den Reis 240 ml gesalzenes Wasser aufsetzen. Wenn es kocht, Reis darin nach Packungsanweisung garen.
- Paprika und Brokkoli in ca. 1 cm große Stücke schneiden. Zwiebeln pellen und würfeln. Knoblauch pellen und pressen. Gemüse scharf im Öl anbraten.
- Knoblauch und Kokosmilch zum Gemüse geben und aufkochen. Alle Gewürze hinzugeben. Linsen mit in die Kokosmilch geben und 10 Min. kochen. Mit dem Reis servieren.

Östrogendominanz Tomate statt Paprika, rote Zwiebeln statt weiße Zwiebeln, Pfeffer statt Mönchspfeffer

Östrogenmangel Tomate statt Paprika, rote Zwiebeln statt weiße Zwiebeln, Sesamöl statt Rapsöl, 1 TL Bockshornklee zusätzlich, Pfeffer statt Mönchspfeffer, ½ Bund frischer Koriander zusätzlich

Nährwerte pro Portion

955 kcal • 34 g E • 36 g F • 126 g KH

Progesteronmangel

Pasta Vegetariana

Für 2 Portionen

30 Min.

1 Zucchini • 2 Tomaten • 1 Möhre • 1 weiße Zwiebel • 1 Knoblauchzehe • 250 g Buchweizen-Nudeln • 2 TL Rapsöl • 300 g veganes Hackfleisch • 400 ml passierte Tomaten • 2 EL italienische Kräuter (TK) • Salz • Mönchspfeffer • Kräuter, getrocknet

- Zucchini halbieren, in 1 cm dicke Scheiben schneiden. Tomaten vierteln. Möhre halbieren, in dünne Scheiben schneiden. Zwiebel und Knoblauch würfeln. Nudeln kochen.
- Zwiebel und Möhre im Öl anbraten. Wenn die Zwiebel glasig ist, Zucchini und Knoblauch hinzugeben, scharf anbraten. Erst Tomaten, dann veganes Hackfleisch dazugeben, anbraten. Passierte Tomaten, Gewürze und Kräuter hinzufügen, aufkochen. Fertige Nudeln unter das Gemüse mischen und servieren.

Östrogendominanz Kürbis statt Möhre, Zwiebel statt weißer Zwiebel, Dinkel- statt Buchweizen-Nudeln, Pfeffer statt Mönchspfeffer

Östrogenmangel Spinat statt Zucchini, Kürbis statt Möhre, Zwiebel statt weißer Zwiebel, Kichererbsen- statt Buchweizen-Nudeln, 1 TL Bockshornklee, Pfeffer statt Mönchspfeffer

Nährwerte pro Portion

910 kcal • 48 g E • 26 g F • 109 g KH

Progesteronmangel

Quinoa-Gemüse-Pfanne mit Tofu

Für 2 Portionen
45 Min.

2 Möhren • 1 Zucchini • 1 weiße Zwiebel • 200 g geräucherter Tofu • 250 g Tomaten • 1 Bund Petersilie • 150 g Kopfsalat • 100 g Quinoa Tricolore • 1 EL Kokosöl • Salz • Mönchspfeffer

- Möhren und Zucchini halbieren, in Scheiben schneiden. Zwiebel und Tofu würfeln. Tomaten vierteln. Petersilie hacken. Kopfsalat waschen, mit der Hälfte der Tomaten auf Tellern anrichten.

- Quinoa in 200 ml kochendes Wasser mit Salz geben, 15 Min. kochen, umrühren.

- Möhren und Zwiebel in Öl scharf anbraten. Zucchini dazugeben, 5 Min. anbraten. Gemüse auf eine Seite schieben, Tofu kurz anbraten. Hälfte der Tomaten zum Gemüse geben und 5 Min. mit Deckel köcheln. Abschmecken. Petersilie mit Quinoa vermischen und zum Gemüse geben.

- Kopfsalat mit restlichen Tomaten mischen. Gemüsepfanne darauf anrichten.

Östrogendominanz Zwiebel statt weißer Zwiebel, Pfeffer statt Mönchspfeffer, Rucola statt Kopfsalat

Östrogenmangel Kürbis statt Möhren, Zwiebel statt weißer Zwiebel, Rucola statt Kopfsalat, Pfeffer statt Mönchspfeffer, Bockshornklee zusätzlich

Nährwerte pro Portion
400 kcal • 20 g E • 12 g F • 40 g KH

Progesteronmangel

Süßkartoffel-Pfanne

Für 2 Portionen
20 Min. + 15 Min. Garzeit

1 weiße Zwiebel • 2 Knoblauchzehen • 2 Tomaten • 680 g Süßkartoffeln • 1 EL Rapsöl • 250 ml Tomatenpüree • Salz • Mönchspfeffer • Estragon • Muskat

- Zwiebel und Knoblauch pellen und fein würfeln. Tomaten waschen, Süßkartoffeln schälen und beides in mundgerechte Würfel schneiden.

- Öl in einer Pfanne erhitzen, Zwiebel und Knoblauch anschwitzen. Gemüse dazugeben. Tomatenpüree angießen, würzen und ca. 15 Min. köcheln lassen, bis alles gar ist.

Östrogendominanz 1 TL Bockshornklee zusätzlich, normaler Pfeffer statt Mönchspfeffer, Oregano statt Estragon

Östrogenmangel eher ungeeignet, zusätzlich 1 EL Leinsamen, 1 TL Bockshornklee, Oregano statt Estragon

Nährwerte pro Portion
420 kcal • 7 g E • 9 g F • 77 g KH

» Quinoa-Gemüse-Pfanne mit Tofu

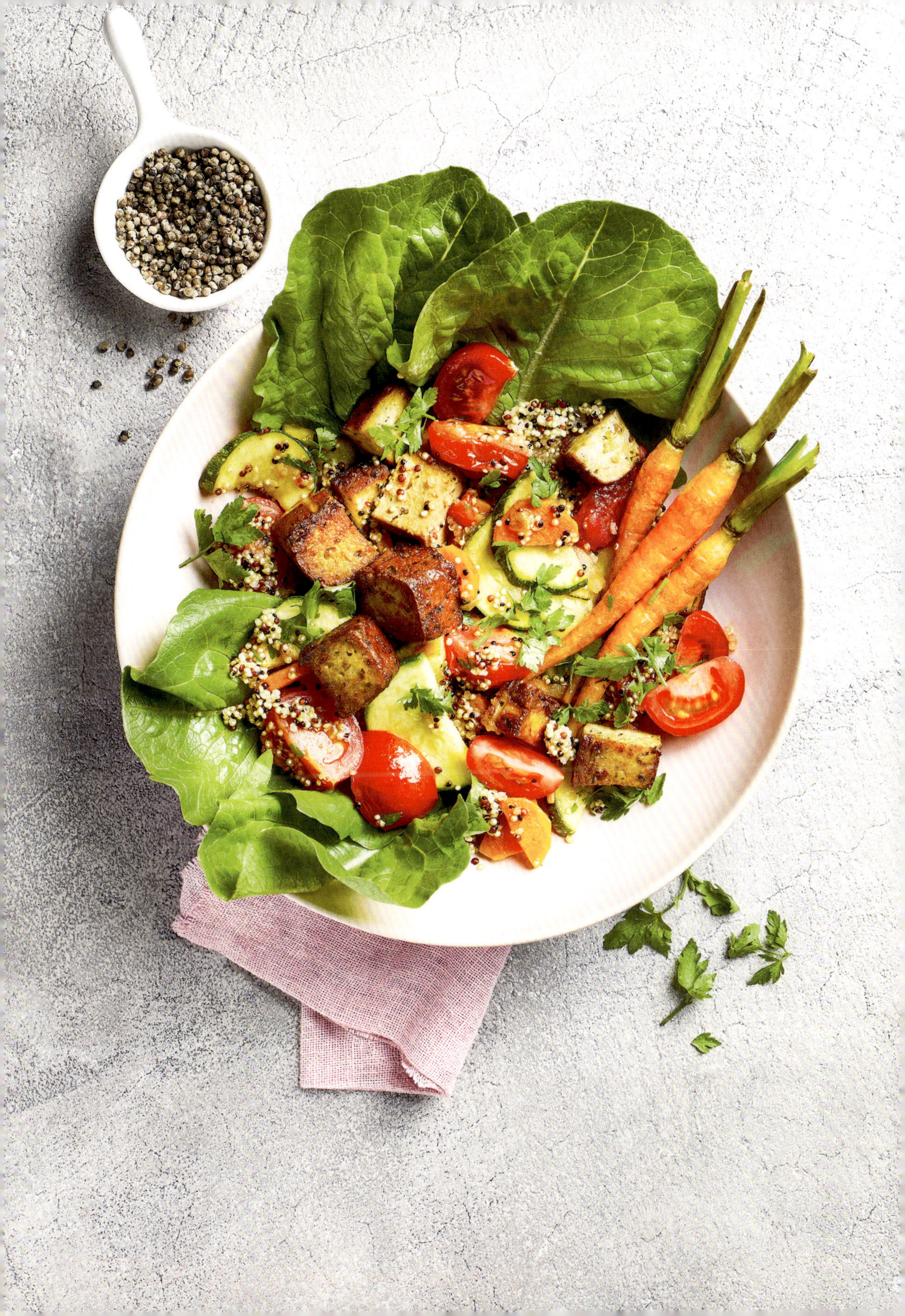

Progesteronmangel

Rote-Linsen-Pasta mit Kurkumacreme

Für 2 Portionen

30 Min. + mind. 4 Std. Einweichzeit

100 g Cashewkerne • 1 TL Kurkumapulver • 2 EL Apfelessig • 1 EL Zitronensaft • 1 TL Meerrettich • Salz • Mönchspfeffer • 1 EL Olivenöl • 125 g rote Linsen-Nudeln • 1 Möhre • 2 Lauchzwiebeln • 300 g Salatgurke • 2 EL gehackte Petersilie

- Cashewkerne mit Wasser bedeckt 4 Std. oder über Nacht einweichen. Abgießen, Wasser auffangen, kurz abbrausen und mit 100 ml Einweichflüssigkeit (ggf. auffüllen), Kurkuma, Essig, Zitronensaft, Meerrettich, Salz, Pfeffer und Olivenöl im Standmixer zu feiner Creme mixen.

- Nudeln nach Anleitung kochen. Möhre raspeln. Lauchzwiebeln putzen, in Ringe schneiden. Gurke würfeln. Creme und Gemüse mit den Nudeln vermischen, erwärmen und mit Petersilie bestreuen.

Östrogendominanz Senf statt Meerrettich, Pfeffer statt Mönchspfeffer, Erbsen statt Salatgurke

Östrogenmangel Senf statt Meerrettich, Pfeffer statt Mönchspfeffer, Kürbis statt Möhre, Erbsen statt Salatgurke, Kichererbsen-Nudeln statt Rote-Linsen-Nudeln

Nährwerte pro Portion
605 kcal • 28 g E • 27 g F • 55 g KH

Östrogendominanz

Fenchel-Erdnuss-Pasta

Für 2 Portionen

15 Min. + 10 Min. Garzeit

250 g Weizenvollkornnudeln • 1 Fenchelknolle • 2 kleine Zwiebeln • 2 Knoblauchzehen • 2 cm frischer Ingwer • 1 EL Rapsöl • 50 g getrocknete Tomaten • 2 EL Erdnussmus • 2 EL Kapern • Chili • Pfeffer • Salz • Estragon

- Nudeln bissfest kochen und abtropfen lassen.

- Fenchel waschen, äußere Blätter entfernen und Knolle in feine Streifen schneiden. Zwiebeln und Knoblauch pellen und würfeln. Ingwer schälen und fein würfeln.

- Fenchel, Zwiebeln, Knoblauch und Ingwer in Öl anbraten, bis der Fenchel gar ist. Tomaten, Erdnussmus und Kapern dazugeben.

- Nudeln unterheben und alles würzen.

Progesteronmangel Buchweizennudeln statt Weizenvollkornnudeln, weiße Zwiebeln statt Zwiebeln, Oliven statt Kapern, Mönchspfeffer zusätzlich

Östrogenmangel wie Rezept

Nährwerte pro Portion
590 kcal • 36 g E • 13 g F • 70 g KH

Östrogendominanz

Kartoffel-Lauch-Curry mit Kokos

Für 2 Portionen
30 Min.

250 g Kartoffeln • 1 kleine Stange Lauch • 2 cm Ingwer • 1 EL Öl • 1 EL Curry • Pfeffer • Salz • Muskat • 100 ml Gemüsebrühe • 200 ml Kokosmilch

- Kartoffeln waschen, in kleine Würfel schneiden, bei jungen Kartoffeln mit Schale. Lauch waschen, in feine Streifen schneiden. Ingwer schälen, fein würfeln oder reiben.

- Kartoffelwürfel im Öl anbraten. Wenn sie leicht gebräunt sind, Lauch hinzugeben und weiter anbraten, bis der Lauch leicht glasig ist. Ingwer und Gewürze dazugeben.

- Mit Brühe und Kokosmilch ablöschen. So lange auf kleiner Stufe köcheln lassen, bis die Kartoffeln gar sind.

Progesteronmangel Süßkartoffeln statt Kartoffeln, weiße Zwiebel statt Lauch, Mönchspfeffer statt Pfeffer

Östrogenmangel wie Rezept

Nährwerte pro Portion
330 kcal • 6 g E • 20 g F • 28 g KH

Östrogendominanz

Gefüllter Kürbis

Für 3 Portionen
ca. 20 Min.+ 30 Min. Backzeit

250 g Vollkornreis • 1 kleiner Hokkaido-Kürbis (ca. 500 g) • 1 Knoblauchzehe • 1 Zwiebel • 200 ml passierte Tomaten • 200 g Soja-Hackfleisch • Oregano • Thymian • Muskat • Salz • Pfeffer • 3 EL Cashewkerne • 2 Stängel Basilikum • 10 g Parmesan

- Ofen auf 200 Grad vorheizen. Reis mit doppelter Menge Wasser bedecken und garen.

- Oberen Teil des Kürbisses wie einen Deckel abtrennen, Kerne entfernen. Kürbis und Deckel 15 Min. im Ofen backen.

- Knoblauch und Zwiebel pellen und fein würfeln. Basilikum waschen, trocken schütteln und hacken. Mit restlichen Zutaten (außer Parmesan) gut vermengen. Parmesan reiben. Masse in den vorgebackenen Kürbis füllen und mit geriebenem Parmesan bestreuen. Den Deckel auf den Kürbis setzen und 30 Min. backen.

Progesteronmangel weiße Zwiebel statt Zwiebel, Mönchspfeffer statt Pfeffer

Östrogenmangel 2 EL Sahne in die Masse geben, 1 TL Bockshornklee zusätzlich

Nährwerte pro Portion
570 kcal • 21 g E • 9 g F • 93 g KH

Östrogendominanz

Sauerkraut-Kartoffel-Puffer

Für 4 Puffer

ca. 25 Min. + 20 Min. Abtropfen + 30 Min. Garzeit

- 1 kg Kartoffeln
- 200 g Zwiebeln
- 400 g Sauerkraut
- 2 Knoblauchzehen
- 1 Ei
- 2 EL Dinkelvollkornmehl
- Salz
- Pfeffer
- Muskatnuss
- 4 EL Öl
- 1 Bund Schnittlauch
- 250 g Magerquark
- 1 EL Apfelessig

Kartoffeln schälen, Zwiebeln pellen, beides sehr fein raspeln. Die Masse in einem Sieb abtropfen lassen, Flüssigkeit auffangen. Abtropfflüssigkeit vorsichtig abgießen, sodass die abgesetzte Kartoffelstärke übrigbleibt.

Sauerkraut ebenfalls abtropfen lassen, dann klein schneiden. Mit der Kartoffel-Zwiebel-Masse vermengen.

Knoblauchzehen pellen und fein würfeln. Eine Zehe in die Kartoffel-Sauerkraut Masse geben, die andere Zehe in den Quark-Dip.

Ei verquirlen und mit Kartoffelmasse, Kartoffelstärke, Sauerkraut, Mehl und Gewürzen zu einer Rolle vermengen. Aus der Rolle 4 gleich große Puffer schneiden und formen.

Öl erhitzen, die Puffer darin bei mittlerer Hitze zugedeckt ca. 30 Min. garen, nach 15 Min. wenden, die letzten Min. ohne Deckel auf jeder Seite knusprig braten.

Für den Quark Schnittlauch waschen, in Röllchen schneiden. Mit Knoblauch in den Quark rühren. Mit Essig und Gewürzen abschmecken.

Progesteronmangel 500 g Kartoffeln durch Süßkartoffeln ersetzen, weiße Zwiebel statt Zwiebel, zusätzlich 50 g geschroteter Leinsamen, Mönchspfeffer statt Pfeffer, Dill statt Schnittlauch

Östrogenmangel Sahnequark statt Magerquark, Bockshornkleepulver zusätzlich

Nährwerte pro Portion

410 kcal • 17 g E • 12 g F • 54 g KH

Östrogendominanz

Zucchini-Quiche mit Erdnussboden

Für 4 Portionen, 1 Quiche-Form, 30 cm Ø
30 Min. + 40 Min. Backzeit

Für den Boden
- 150 g Erdnüsse
- 150 g Weizenvollkornmehl
- 80 g weiche Margarine
- 1 Ei
- Salz
- 4 EL geschroteter Leinsamen

Für den Belag
- 1 Zucchini
- 2 Möhren
- 1 Knoblauchzehe
- 6 kleine braune Champignons
- 100 g fettarmer Frischkäse
- 100 ml Sojamilch
- 2 Eier
- 4 EL Sojamehl + 8 EL Wasser (= 2 Soja-Eier)
- Muskat
- Basilikum
- Kurkuma
- Pfeffer

- Ofen auf 200 Grad vorheizen. Erdnüsse hacken. Mehl, Margarine, Ei, 1 TL Salz, Leinsamen und Erdnüsse zu einem Teig verarbeiten. Teig ausrollen oder direkt in der Form mit den Fingern verteilen. 15 Min backen.

- Gemüse waschen, putzen und fein raspeln. Pilze in schmale Streifen schneiden.

- Frischkäse, Milch, 2 Eier, 2 Soja-Eier (Sojamehl mit Wasser vermengen), Gewürze und Salz verquirlen. Gemüse (außer Pilze) dazugeben und alles gut vermengen. Masse auf den Teig gießen und Champignonscheiben darauf verteilen. Quiche weitere 20–25 Min. backen.

Progesteronmangel statt 150 g Mehl 20 g Buchweizenmehl, 130 g Weizenvollkornmehl, 2 Lein-Eier statt Soja-Eier (3 EL geschroteter Leinsamen mit 6 EL Wasser anrühren), Mönchspfeffer statt Pfeffer

Östrogenmangel Butter statt Margarine, 4 Eier für den Belag (kein Soja-Ersatz), Frischkäse, fettreich, 1 TL Bockshornklee zusätzlich

Tipp Reste schmecken auch kalt und können zur Arbeit oder zum Picknick mitgenommen werden.

Nährwerte pro Portion
480 kcal • 23 g E • 32 g F • 24 g KH

Östrogendominanz

Quinoa-Mandel-Pfanne mit Tofu

Für 2 Portionen
20 Min. + 10 Min. Garzeit

100 g Quinoa Tricolore • Salz • 1 Möhre • 500 g Brokkoli • 1 Zwiebel • 250 g Champignons • 2 EL Kokosöl • Pfeffer • 2 EL Mandelmus • 200 g Tofu • 1 EL Sojasauce

- Quinoa in 200 ml kochendem, gesalzenem Wasser 15 Min. köcheln lassen.

- Möhre waschen, halbieren, die eine Hälfte in Scheiben, die andere mit einem Sparschäler in feine Scheiben schneiden. Brokkoli waschen und in mundgerechte Stücke schneiden. Zwiebel pellen und würfeln. Champignons vierteln.

- Möhre und Brokkoli in 1 EL Kokosöl scharf anbraten, bis erste Röstaromen entstehen. Zwiebel dazugeben und 5 Min. scharf anbraten, dabei gelegentlich umrühren. Champignons dazugeben und kurz anbraten. Salzen und pfeffern. Mit 1 EL Mandelmus verfeinern.

- Tofu in kleine Würfel schneiden. Bei hoher Hitze in 1 EL Kokosöl anbraten. 1 EL Mandelmus und Sojasauce dazugeben.

Progesteronmangel weiße Zwiebel statt Zwiebel, Cashew- statt Mandelmus, Mönchspfeffer statt Pfeffer

Östrogenmangel Kürbis statt Möhre, 1 TL Bockshornklee zusätzlich

Nährwerte pro Portion
490 kcal • 27 g E • 19 g F • 46 g KH

Östrogendominanz

Orientalischer Blumenkohl

Für 2 Portionen
20 Min. + 20 Min. Backzeit

1 kleiner Blumenkohl
Für die Marinade
2 EL Rapsöl • 1 EL Tahin • 2 TL Sojasauce • 1 EL Honig • 2 EL Zitronensaft • Chiliflocken • Kurkuma • Ras El Hanout (oder Curry)
Für den Dip
150 g Gurke • Salz • 2 Knoblauchzehen • 1 Bund Koriander • 200 ml Soja-Joghurt • Pfeffer • 1 EL Zitronensaft • 2 Scheiben Eiweiß-Vollkornbrot

- Ofen auf 180 Grad vorheizen. Blumenkohl waschen, in kleine Röschen teilen, in eine große Schüssel geben.

- Zutaten für die Marinade gut verrühren und über den Blumenkohl geben. Blumenkohl 20 Min. in einer Auflaufform rösten.

- Für den Dip Gurke mit Schale raspeln, ausdrücken, salzen. Knoblauch pellen und pressen. Koriander hacken. In den Soja-Joghurt geben, mit Zitronensaft, Salz und Pfeffer abschmecken. Brot toasten.

Progesteronmangel Mönchspfeffer statt Pfeffer, Petersilie statt Koriander, Buchweizenbrot statt Eiweiß-Vollkornbrot

Östrogenmangel saurer Apfel statt Gurke, 1 TL Bockshornklee zusätzlich

Nährwerte pro Portion
520 kcal • 23 g E • 17 g F • 65 g KH

» Orientalischer Blumenkohl

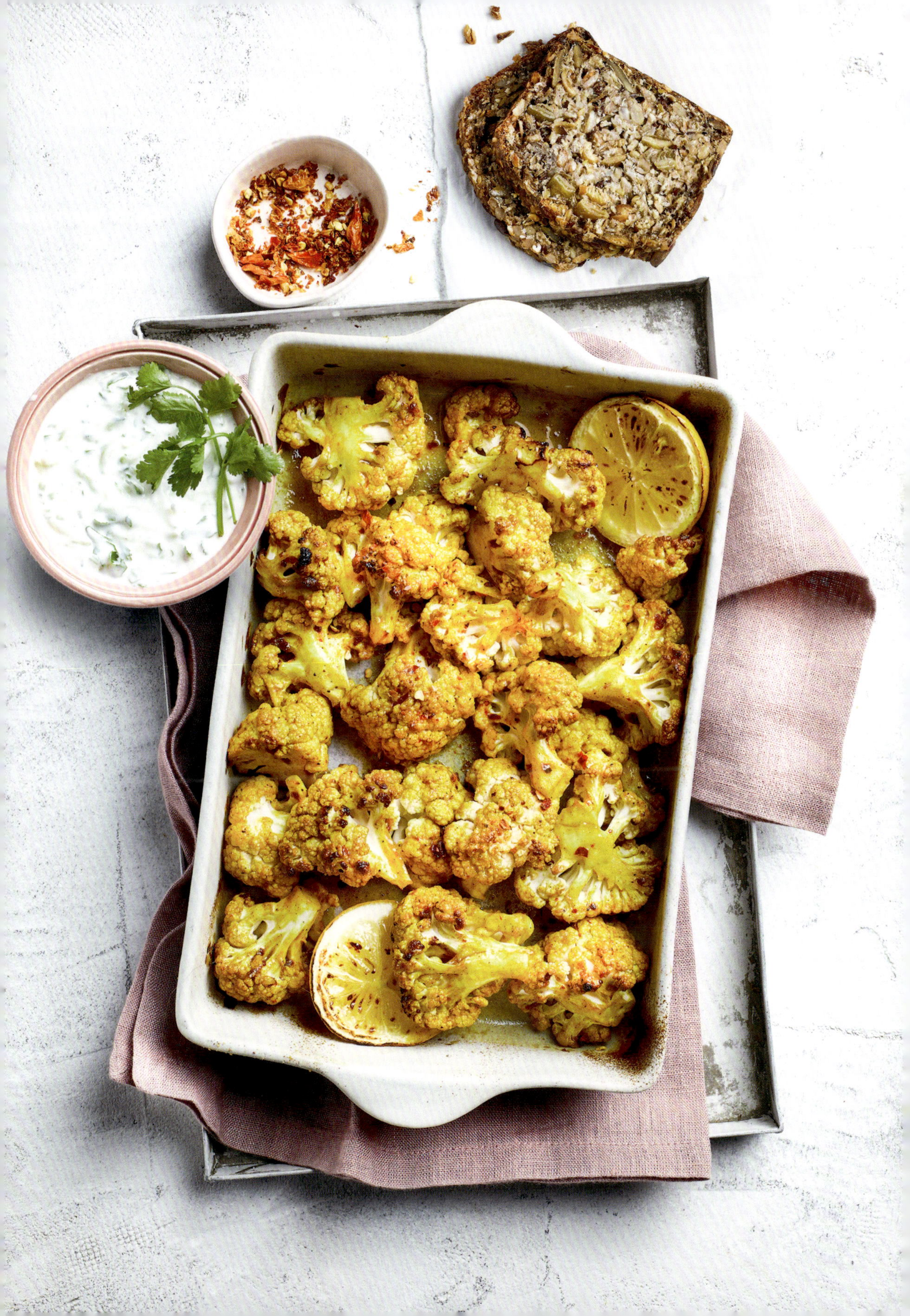

Östrogenmangel

Ofen-Avocado mit Kichererbsen

Für 2 Portionen

30 Min. + 30 Min. Backzeit

Für die gefüllten Avocados

- 250 g mehligkochende Kartoffeln
- 1 Stange Staudensellerie
- 2 Knoblauchzehen
- 2 reife Avocados
- 2 TL Sojasoße
- 1 TL Zitronensaft
- Salz
- 4 EL gemahlene Mandeln
- 4 TL Weizenkeime
- 30 g Butter
- Petersilie zum Dekorieren

Für die Kichererbsen

- 250 g Kichererbsen (Glas)
- 2 EL Sojasauce
- 2 TL Erdnussmus
- 2 TL Paprikapulver, edelsüß
- Meersalz
- Agavendicksaft
- Chiliflocken oder -pulver

- Kartoffeln für die Füllung weich garen.

- Kichererbsen trocken tupfen. In einer Schüssel Sojasauce, Erdnussmus und Paprikapulver mischen. Mit Salz, Agavendicksaft und Chili abschmecken. Kichererbsen mit der Marinade vermischen, auf einem mit Backpapier ausgelegten Backblech verteilen (Platz für die Avocados lassen) und im kalten Backofen bei 200 Grad Umluft ca. 20 Min. backen. Zwischendurch wenden.

- Kartoffeln abgießen, Schale abziehen und Kartoffeln in einer Schüssel zerstampfen. Staudensellerie und Knoblauch fein würfeln und dazugeben. Avocados halbieren, aushöhlen und Fruchtfleisch zu den Kartoffeln geben. Sojasoße, Zitronensaft und Salz hinzugeben und zu einer Masse verrühren. Kartoffelmasse in die Avocadoschalen füllen. Mandeln, Weizenkeime und Butter in einer Schale vermengen, dann auf den Avocados verteilen.

- Avocados zu den Kichererbsen auf das Blech legen und in 8–10 Min. überbacken. Vor dem Servieren Kichererbsen als Topping auf den Avocados verteilen und mit Petersilie dekorieren.

Progesteronmangel Mandelmus statt Erdnussmus, Süßkartoffeln statt Kartoffeln, gemahlene Pistazien statt Weizenkeime, Margarine statt Butter

Östrogendominanz geschrotete Leinsamen statt Weizenkeime, Margarine statt Butter

Nährwerte pro Portion

660 kcal • 15 g E • 41 g F • 49 g KH

Östrogenmangel

Gratinierter Hirseauflauf

Für 2 Portionen

⏲ 20 Min. + 10–12 Min. Backzeit

125 g Hirse • 75 g Erbsen (TK) • 1 Zwiebel • 1 Knoblauchzehe • 1 TL Öl • 50 g Ziegenkäserolle • Salz • Pfeffer • Bockshornkleepulver • 40 g Käse, 45 % Fett, z. B. Edamer • 70 g Granatapfelkerne (TK)

- Hirse in 300 ml Wasser aufkochen. Erbsen dazugeben und bei schwacher Hitze ca. 10 Min. zugedeckt ziehen lassen, bis das Wasser aufgesogen und die Hirse weich ist. Ofen auf 225 Grad vorheizen.

- Zwiebel und Knoblauch pellen und würfeln. Öl erhitzen und beides darin glasig dünsten. Ziegenkäse zerbröckeln und mit dem Zwiebelmix unter die Hirse mischen. Würzen.

- Auflaufform mit Backpapier auslegen. Hirsemischung darin verteilen. Käse reiben und darüberstreuen.

- Ca. 10–12 Min. goldbraun überbacken und mit Granatapfelkernen bestreuen.

Progesteronmangel Zucchini oder grüner Spargel statt Erbsen, weiße Zwiebel statt Zwiebel, Mönchspfeffer statt Pfeffer, kein Bockshornklee, fettarmer Käse, rote Paprika statt Granatapfelkerne

Östrogendominanz fettarmer Käse, kein Bockshornklee

Nährwerte pro Portion

450 kcal • 18 g E • 16 g F • 57 g KH

Östrogenmangel

Gemüse-Nudel-Auflauf

Für 2 Portionen

⏲ 20 Min. + 20 Min. Backzeit

150 g Vollkornnudeln • 60 g Käse, 50 % Fett • 2 Stangen Sellerie • 1 Zucchini • 3 EL schwarze Oliven • 1 Zwiebel • 2 Knoblauchzehen • 200 g Schafskäse, 45 % Fett • 3 Eier • Basilikum • 2 Stängel Koriander • Ingwer • Salz • Pfeffer • Chili

- Nudeln kochen. Ofen auf 180 Grad vorheizen.

- Käse reiben. Sellerie in sehr dünne Streifen schneiden. Zucchini, Oliven, Zwiebel, Knoblauch und Schafskäse würfeln. In eine große Schüssel geben. Nudeln abgießen und hinzufügen.

- Eier, Kräuter und Gewürze verrühren und mit der Mischung gut vermengen. Masse in eine beschichtete Auflaufform füllen und mit geriebenem Käse bestreuen. Ca. 20 Min. backen.

Progesteronmangel Buchweizennudeln statt Vollkornnudeln, fettarmer Käse (30 %), Paprika statt Sellerie, weiße Zwiebel statt Zwiebel, Basilikum statt Koriander, Schafskäse fettarm, Mönchspfeffer statt Pfeffer

Östrogendominanz fettarmer Käse (30 %), fettarmer Schafskäse

Nährwerte pro Portion

745 kcal • 43 g E • 37 g F • 52 g KH

Östrogenmangel

Ofenkartoffeln mit Kräuterquark und Lachs

Für 2 Portionen

30 Min. + 30 Min. Backzeit

700 g Kartoffeln • 30 ml Öl • Salz • Pfeffer • Paprikapulver • Bockshornklee • 100 ml Joghurt, 10 % Fett • Saft von 1 Limette • 1 EL Petersilie (TK) • 1 EL Schnittlauch (TK) • 1 Knoblauchzehe • 250 g Lachsfilet (TK)

- Backofen auf 200 Grad Umluft vorheizen. Kartoffeln waschen, halbieren und in einer Schüssel mit Öl und Gewürzen vermengen. Im vorgeheizten Ofen ca. 30 Min. backen.

- Joghurt mit Limettensaft und 1 Prise Salz verrühren. Petersilie, Schnittlauch und Knoblauch fein hacken und unter den Joghurt mischen.

- Lachsfilet auf der Hautseite auf mittlerer Temperatur für ca. 5 Min. anbraten, dann wenden und die andere Seite braten.

- Kartoffeln aus dem Ofen holen und mit Quark und Lachs anrichten.

Progesteronmangel Joghurt 1,5 % Fett, kein Bockshornklee, Mönchspfeffer statt Pfeffer

Östrogendominanz Joghurt 1,5 % Fett, kein Bockshornklee

Nährwerte pro Portion

790 kcal • 43 g E • 40 g F • 58 g KH

Östrogenmangel

Tomaten-Frittata

Für 2 Portionen

10 Min. + 10 Min. Garzeit

450 g Tomaten • 1 Zwiebel • 5 Eier • 2 EL Petersilie (frisch oder TK) • 2 EL geriebener Parmesan • Salz • Pfeffer • Bockshornklee • 1 EL Rapsöl

- Tomaten waschen, in kleine Würfel schneiden. Zwiebeln pellen, in dünne Scheiben schneiden.

- Eier aufschlagen und in einer großen Schüssel miteinander verquirlen. Petersilie waschen, trocken schütteln und hacken. Parmesan, Gewürze und Petersilie unterrühren.

- Öl in einer Pfanne erhitzen und Zwiebeln darin glasig dünsten. Tomatenwürfel hinzufügen, auf höchster Stufe weich garen. Eimasse dazugeben und bei mittlerer Hitze stocken lassen.

Progesteronmangel Basilikum statt Petersilie, Mönchspfeffer statt Pfeffer, kein Bockshornklee

Östrogendominanz Dill statt Petersilie, 1 EL geschroteter Leinsamen zusätzlich

Nährwerte pro Portion

320 kcal • 19 g E • 21 g F • 7 g KH

» Tomaten-Frittata

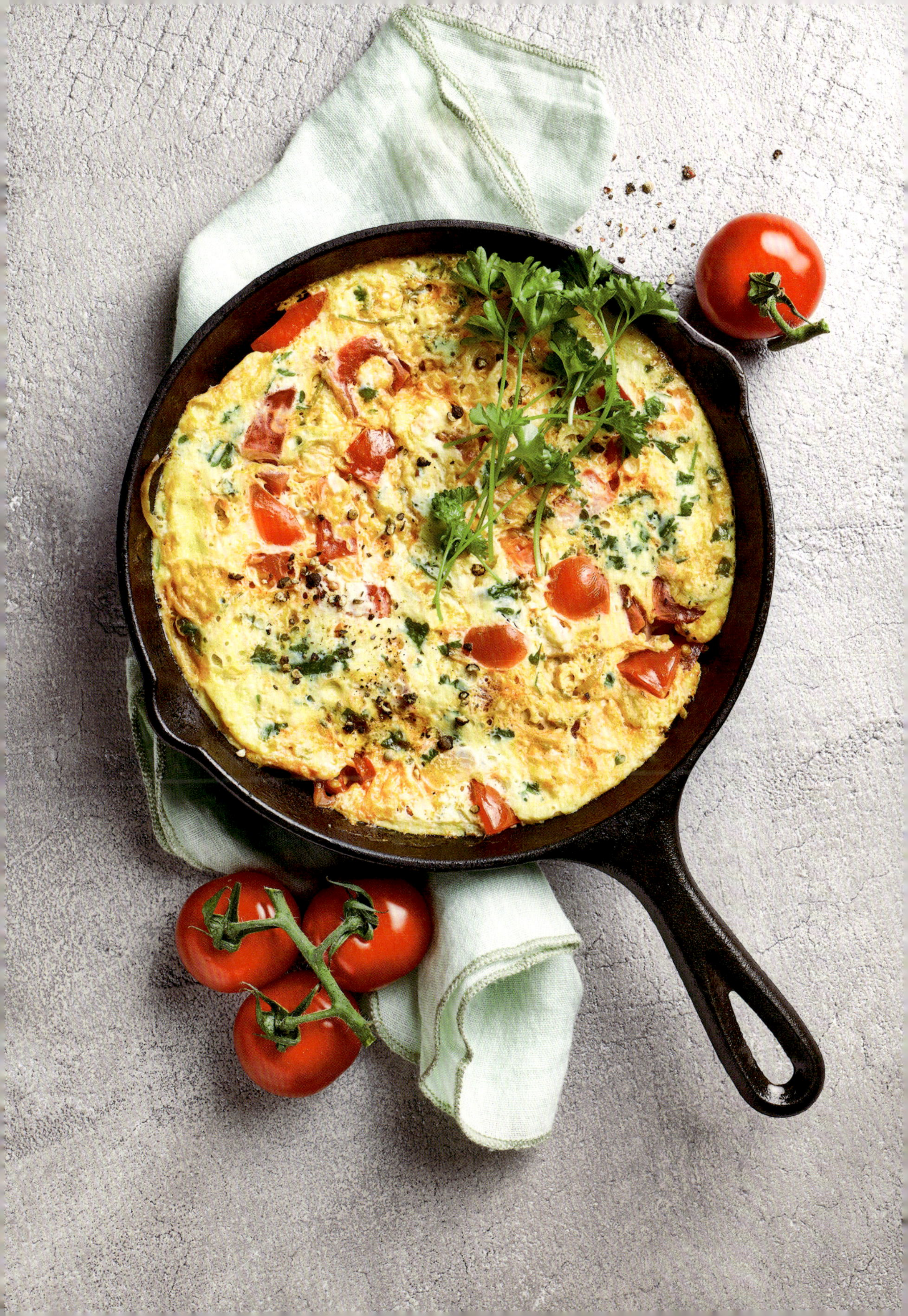

Östrogenmangel

Rot-grüne Pizza

Für 1 Blech, 8 Stück

20 Min. + 45 Min. Gehzeit + 20 Min. Backzeit

Für den Teig

- 1½ Rote Bete, vakuumiert
- 1 Würfel Hefe
- Zucker
- 500 g Dinkelvollkornmehl
- 1 TL Salz
- 2 EL Öl

Für den Belag

- 75 g Erbsen (TK)
- 150 g griechischer Joghurt
- 2 EL grünes Pesto
- 1 TL Bockshornkleepulver
- 1 rote Zwiebel
- 2 Hände voll frischer Spinat
- 150 g braune Champignons
- 10 Cherrytomaten
- 100 g Käse, 45 % Fett, z. B. Edamer
- 110 g Ziegenfrischkäse
- 1 EL Sesam

Ofen auf 50 Grad vorheizen. Erbsen im Ofen antauen lassen.

Rote Bete pürieren (Vorsicht: färbt!). Hefe mit 250 ml warmem Wasser und 1 Prise Zucker verrühren, zum Vollkornmehl geben. Rote-Bete-Püree, Salz und Öl dazugeben und alles mit Einweghandschuhen zu einem lockeren, luftigen Teig verkneten. Zugedeckt im warmen Ofen 45 Min. gehen lassen.

Für den Belag Joghurt mit Pesto und Bockshornklee verrühren. Zwiebel pellen, in dünne Ringe schneiden. Gemüse waschen, abtropfen lassen. Champignons in dünne Scheiben schneiden. Tomaten halbieren. Käse raspeln.

Backofen auf 200 Grad vorheizen. Backblech mit Backpapier belegen und den Teig darauf mit den Fingern gleichmäßig verteilen. Oder Teig ausrollen und dann auf das Backblech legen. Mit Joghurt-Mix bestreichen. Mit allen Zutaten belegen, zum Schluss mit Käse bestreuen.

In ca. 20 Min. fertig backen. Ziegenfrischkäse mit einem Teelöffel in kleinen Häufchen darauf verteilen und mit Sesam bestreuen.

Progesteronmangel 180 g Tomatenmark statt Rote Bete, 350 g Dinkelvollkornmehl und 150 g Buchweizenmehl, Frischkäse (Doppelrahmstufe) statt griechischer Joghurt, fettarmer Käse, kein Bockshornklee, weiße Zwiebel statt Zwiebel, grüner Spargel oder Salatgurke statt Spinat, Pinienkerne statt Sesam

Östrogendominanz fettarmer Joghurt, fettarmer Käse, kein Bockshornklee

Nährwerte pro Portion

410 kcal • 19 g E • 15 g F • 47 g KH

Östrogenmangel

Low-Carb-Flammkuchen mit Ziegenkäse

Für 1 Blech, 6 Stück
30 Min. + 35 Min. Backzeit

Für den Teig
- 150 g Käse, 45 % Fett
- 50 g Parmesan
- 3 Eier
- 200 g körniger Frischkäse, vollfett
- 150 g gemahlene Mandeln

Für das Topping
- 200 g Ziegenkäserolle

Für den Belag
- 100 g Granatapfelkerne (TK)
- 3 Eier
- 100 g frischer Spinat
- 150 g griechischer Joghurt
- Salz
- Pfeffer
- Oregano

- Backofen auf 200 Grad vorheizen.

- Käse und Parmesan reiben. Mit Eiern, Frischkäse und Mandeln zu einer streichfähigen Masse vermischen. Bei Bedarf noch gemahlene Mandeln oder Wasser einarbeiten.

- Backblech (ca. 22 × 38 cm) mit Backpapier belegen, die Masse darauf gleichmäßig verteilen und glattstreichen. Im Ofen ca. 15 Min. backen.

- Ziegenkäserolle (am besten vorher kurz einfrieren) in dünne Scheiben schneiden.

- Für den Belag Granatapfelkerne auftauen. Eier mittelhart kochen, in Scheiben schneiden. Spinat waschen, verlesen, klein schneiden. Joghurt mit Salz, Pfeffer und Oregano verrühren.

- Blech herausnehmen, den vorgebackenen Boden mit Joghurt bestreichen und mit den Zutaten und den Ziegenkäsescheiben belegen. Leicht pfeffern und in 20 Min. fertig backen.

Progesteronmangel Teig aus 150 g fettarmem Käse (30 %), 50 g Parmesan, 1 Ei, 4 EL Sojamehl mit 8 EL Wasser angerührt, 200 g körnigem, fettarmen Frischkäse, 150 g gemahlenen Mandeln; Topping wie Rezept, Belag aus 200 g Gurkenscheiben, 1 weißen Zwiebel in Ringe geschnitten, 1 Bund glatter gehackter Petersilie, 1 roten gewürfelten Paprika, 2 EL Sonnenblumenkernen, 300 g Ziegenfrischkäse statt Joghurt, nur Mönchspfeffer statt der Gewürze im Rezept

Östrogendominanz Belag aus 50 g Spinat, 2 frischen Feigen, 200 g Gurke, 50 g Granatapfelkernen

Tipp Der Flammkuchen schmeckt auch kalt als Snack oder als Meal Prep.

Nährwerte pro Portion (Östrogenmangel)
620 kcal • 39 g P • 46 g F • 11 g KH

Tabellen

Mineralstoffe und Spurenelemente in Lebensmitteln

Lebensmittel	Kalorien kcal/100g	Eisen mg/100g	Selen µg/100g	Zink mg/100g	Kalzium mg/100g	Magnesium mg/100g
Tagesbedarf		15 mg	70 µg	12 mg	1.200 mg	400 mg
Obst						
Ananas	55	0,4*	1*	0,1*	16	17
Äpfel	54	0,5	1	0,123	7	6
Aprikosen, frisch	43	0,6	1	0,139	17	9
Aprikosen, getr.	240	4,4	–	0,004	82	50
Avocados	221	0,6*	0,4*	0,64	10	29
Bananen	94	0,3*	1,0*	0,21	8	31
Datteln, getr.	277	1,9*	–	0,4*	61	50
Erdbeeren	32	1,0*	1,3	0,27	24	15
Feigen, getr.	247	3,2*	0,2	1,1	244	90
Granatapfelkerne	74	0,5	–	0,57°	8	3
Heidelbeeren	37	0,9	–	0,131	10	2
Himbeeren	33	1	1	0,361	40	30
Kokosnuss	363	2,3*	0,7	0,8	20	38
Mangos	59	0,4	1,0	0,118	10	18
Papayas	13	0,4*	0,6	0,16*	21	41
Pfirsiche	43	0,5*	1,3	0,15	8	4,9
Sanddorn (Werte für 100 g Beeren)	34°	–	–	–	9*	–
Wassermelone	37	0,4*	0,4	0,08*	26	18
Zitrone	36	0,6*	0,4	0,12	11	28
Zwetschgen	49	0,4	0,6	0,1	12	15

Lebensmittel	Kalorien kcal/100g	Eisen mg/100g	Selen µg/100g	Zink mg/100g	Kalzium mg/100g	Magnesium mg/100g
Gemüse und Hülsenfrüchte						
Blumenkohl	22	0,6	1	0,292	22	17
Bohnen, grüne	32	0,8*	1,4	0,34	56	26
Brokkoli	26	0,8	1	0,494	58	24
Chicorée	16	0,7	–	0,163	26	13
Erbsen	70	1,9*	0,9	0,65	26	30
Feldsalat	14	2	0,9	0,442	32	13
Fenchel	24	2,7	–	0,22°	109	49
Grünkohl	37	1,9	1	0,33	212	31
Gurken	12	0,2*	0,8	0,21	15	8
Kartoffeln	41	0,4*	0,04	0,35	6	20
Kichererbsen	144	2,3	9	2,4	36	56
Kopfsalat	12	0,3*	0,4	0,37	20	9
Kürbis	26	0,8*	0,3	0,1	22	8
Linsen	270	8*	9,8	3,73	65	129
Mais	86	0,5	1	0,562	2	27
Möhren	28	0,4*	0,08	0,3	41	17
Paprika	20	0,4	4	0,146	10	12
Rote Bete	41	0,9	1	0,344	29	25
Rucola	24	1,5	–	0,4°	160	34°
Sellerie	18	0,5*	0,4	0,11	50	14
Sojabohnen	143	6,6*	19	4,2	201	220
Spargel	18	0,7*	2,3	0,4	26	18
Spinat	15	4,1	1,0	0,585	117	58
Süßkartoffeln	108	0,8	–	0,23°	25	19
Tomaten	17	0,3*	0,001	0,17	9	14

Lebensmittel	Kalorien kcal/100g	Eisen mg/100g	Selen µg/100g	Zink mg/100g	Kalzium mg/100g	Magnesium mg/100g
Wirsing	25	0,5	1	0,262	64	12
Zucchini	19	1,5	1	0,26	30	18
Zwiebeln	28	0,3	2	0,22	31	11
Getreide						
Amaranth	370	9	18,7	3,18	214	308
Buchweizenmehl	354	2*	8	2,7	33	50
Grünkern	324	4,2	–	3,50	22	130
Hafervollkornflocken	337	4,5*	9,7	4,0	57	135
Hirse	354	6,9	2	2,9	10	123
Quinoa	338	8	8,5	2,25	80	276
Reis	340	3,2*	10	1,5	16	119
Vollkornweizenmehl	302	4,7*	2,0	2,6	28	130
Nüsse						
Cashewkerne	569	2,8	–	2,09	31	270
Erdnüsse	570	1,8*	5,7	3	40	163
Haselnüsse	647	3,8*	4,5	1,9	225	155
Mandeln	557	4,1*	4,1	2,5	252	170
Paranüsse	673	3,4	100*	3,87°	130	160
Pistazien	618	7,3*	6,4	1,7	130	160

Lebens- mittel	Kalorien kcal/100g	Eisen mg/100g	Selen µg/100g	Zink mg/100g	Kalzium mg/100g	Magnesium mg/100g
Samen						
Chiasamen	444	6,5	‹200	5	500	290
Leinsamen	372	8,2*	25	1,5	198	323
Sesam	559	10*	34	7,7	783	347
Kräuter						
Basilikum	41	5,5	3	0,7	250	11
Estragon	49	5,63	4,4	0,6	170	51
Koriander, getr.	369°	16,32	–	4,7	660	330
Majoran	46	13,38	4,5	0,58	322	57
Petersilie	53	3,64	50	0,9	179	44
Rosmarin	57	4,84	4,3	0,52	211	36
Thymian	52	20	4,6	1	307	36
Gewürze						
Chili	329	7,8	0,5	2,4	148	152
Ingwer	50	0,5	0,7	1,2	18	43
Kurkuma	356	41,4	30	4,3	182	193
Kümmel	386	16,2	12,1	5,2	950	260
Zimt	272	38,1	3,1	1,9	1228	56
Sonstiges						
Kakaopulver	339	12*	14,3	6,8	114	414
Knoblauch	142	1,4*	14,2	0,57	38	35

* Die große GU-Nährwert-Kalorien-Tabelle, ° www.ernaehrung.de/lebensmittel, –: keine Angabe

» Eine Tabelle »Vitamine in Lebensmitteln« kann unter dem folgenden Link heruntergeladen werden: https://extras.thieme.de/trias.htm.

Die besten Mikronährstofflieferanten nach Hormonstatus

Nährstoffe	Progesteronmangel	Östrogendominanz	Östrogenmangel
Vitamin B_1	Erbsen	Brokkoli	Hefe
	Naturreis	Hafervollkornflocken	Soja
	Pistazien	Soja	Weizenkeime
Vitamin B_3	Linsen	Champignon	Erdnüsse
Niacin	Naturreis	Erbsen	Grünkohl
	Soja	Soja	Soja
Vitamin B_5	Erbsen	Hafervollkornflocken	Butter
Pantothensäure	Linsen	Naturreis	Erdnüsse
	Naturreis	Soja	Vollmilch
Vitamin B_6	Bananen	Bananen	Erdnüsse
	Lachs, Makrele	Soja	Kichererbsen
	Linsen	Lachs, Makrele	Lachs, Makrele
	Walnüsse	Walnüsse	Walnüsse
Vitamin B_7	Hafervollkornflocken	Soja	Ei
Biotin	Möhren	Spinat	Hefe
	Naturreis	Vollkornmehl	Erdnüsse
Vitamin B_9	Kopfsalat	Blumenkohl, Brokkoli	Grünkohl, Rosenkohl
Folsäure	Möhren	Lauch	Kichererbsen
	Spargel	Soja	Spinat
Vitamin B_{12}	Edamer, fettarm	Hering, Makrele	Ei
	Hering, Makrele	Magerquark	Hering, Makrele
	Magerquark	Sauerkraut	Sahnequark
Vitamin C	Erdbeeren	Kiwi	Himbeeren
	Meerrettich	Kohl	Sanddorn
	Paprika	Zitrone	Spinat
Vitamin A	Mangos	Aprikosen, frisch + getrocknet	Aprikosen, frisch + getrocknet
	Möhren	Grünkohl	Ei
	Süßkartoffeln	Spinat	Mascarpone

Nährstoffe	Progesteronmangel	Östrogendominanz	Östrogenmangel
Vitamin D	Avocados	Avocados	Avocados
	Hering, Lachs	Hering, Lachs	Ei
	Pilze	Pilze	Hering, Lachs
Vitamin E	Avocados	Avocados	Weizenkeime
	Haselnüsse	Olivenöl	Mandeln
	Pistazien	Vollkornmehl, Weizenkeime	Vollkornmehl
Vitamin K	Kopfsalat	Brokkoli, Blumenkohl, Rosenkohl	Kichererbsen
	Linsen	Rucola, Spinat	Lauch
	Pistazien	Soja	Grünkohl, (grünes Gemüse)
Kalzium	Fenchel	Brokkoli, Grünkohl	Kichererbsen
	Quinoa	Joghurt, Kefir	Soja
	Soja	Soja	Spinat
Eisen	Erbsen	Hirse	Kakaopulver
	Kakaopulver	Hafervollkornflocken	Kichererbsen
	Linsen	Kakaopulver	Spinat
Magnesium	Linsen	Grünkern	Cashewkerne
	Naturreis	Hirse	Mandeln
	Soja	Hafervollkornflocken	Spinat
Selen	Garnelen	Garnelen	Garnelen
	Linsen	Haferflocken	Kichererbsen
	Paranüsse	Paranüsse	Paranüsse
	Soja	Soja	Soja
Silicium	Bananen	Hirse	Erdnüsse
	Hafervollkornflocken	Lauch	Datteln, getrocknet
	Linsen	Vollkornmehl	Kartoffeln
Zink	Linsen	Hafervollkornflocken	Erdnüsse, Paranüsse

Service

Glossar

Acetylcholin: Neurotransmitter, die Nervenimpulse weiterleiten

Antiöstrogene: wirkt dem Östrogen entgegen

androgenes Hormon: männliches Geschlechtshormon, wird in kleineren Mengen in den Eierstöcken gebildet

Bauchfell: luftdichte, glatte innere Schutzschicht, die auf den Bauchorganen liegt

Cystein: schwefelhaltige Aminosäure

DHT: Dihydrotestosteron, beendet den Lebenszyklus des Haares

Döderlein-Bakterien: Milchsäurebakterien der Scheidenflora

Dopamin: Neurotransmitter des zentralen Nervensystems

EDC: endokrine Disruptoren, hormonell wirksame synthetische Stoffe

Endorphin: körpereigenes Hormon, reguliert Schmerz- und Hungerempfinden

Epoxidharz: Kunstharz, Polymer von Bisphenol A

essenziell: lebensnotwendig, muss mit der Nahrung aufgenommen werden

Formaldehyd: gasförmige, gesundheitsschädliche, chemische Verbindung; gilt als krebserregend

freie Radikale: hochreaktionsfähige Zwischenprodukte aus dem Stoffwechsel, greifen im Körper gesunde Zellen an, sie sind also zellschädigend

GABA: Neurotransmitter mit beruhigender Wirkung auf die Nervenzellen

Glucose: Einfachzucker, Hauptenergiequelle für Gehirn und Muskeln

Glutamat: Neurotransmitter zur Verarbeitung von Sinnesreizen und Steuerung der Bewegung

Homocystein: im Körper vorkommende Aminosäure, wichtig für die Neubildung von Proteinen, erhöhter Spiegel fördert Herz-Kreislauf-Erkrankungen

Mastzellen: körpereigene Abwehrzellen, die bei allergischen Reaktionen beteiligt sind

Neurotransmittersynthese: Aufbau von Botenstoffen (Neurotransmittern)

Osteocalcin: Hormon, beteiligt am Knochenstoff-, Kohlenhydrat- und Fettstoffwechsel

Ovarialinsuffizienz: Funktionsstörung der Eierstöcke

Padimate: ölige Substanz, die Kosmetikprodukte wasserfest macht

Parabene: Konservierungsstoff, Zusatzstoff

Phthalate: Weichmacher, Zusatzstoff

physiologisch: normaler Stoffwechselvorgang

Polycarbonat: thermoplastischer Kunststoff, Polymer von Bisphenol A

Polymer: chemische Verbindung aus Molekülen

Releasing-Hormone: Hormone des Hypothalamus, die die Ausschüttung von Hypophysen-Hormonen regulieren

reproduktionsgefährdend: fortpflanzungsgefährdend

Retention: Rückhaltung bestimmter Stoffe oder Flüssigkeiten

semiessenziell: nicht essenziell, kann vom Körper selbst hergestellt werden

substituieren: austauschen, ersetzen, ergänzen

thermoplastisch: durch Wärmeeinwirkung verformbar

uterotroph: an der Gebärmutter wirkend

vegetativ: unbewusst, unwillkürlich

Vegetativum: unwillkürliches Nervensystem, nicht bewusst gesteuert, Parasympathikus und Sympathikus

Xenohormone: synthetische Hormone aus der Umwelt

Zirbeldrüse: Drüse im Gehirn, die Melatonin produziert, reguliert den Schlaf-wach-Rhythmus

Quellenverzeichnis

Alle Websites wurden zwischen dem 16. und 22. Februar 2023 aufgerufen.

1 Schärfere Bestimmungen zum Schutz vor schädlichen Umwelthormonen nötig: https://www.endokrinologie.net/pressemitteilung/schutz-vor-schaedlichen-umwelthormonen.php; Fragen und Antworten zu endokrinen Disruptoren. https://www.bfr.bund.de/de/fragen_und_antworten_zu_endokrinen_disruptoren-50513.html
2 Wir brauchen strengere Gesetze für hormonelle Schadstoffe. https://www.bund.net/themen/chemie/chemikalienpolitik/edc
3 Belastung der Bevölkerung mit Weichmachern. https://www.umweltbundesamt.de/sites/default/files/medien/378/publikationen/belastung_mit_weichmachern_58–65.pdf
4 Bisphenol A – Massenchemikalie mit unerwünschten Nebenwirkungen: https://www.umweltbundesamt.de/sites/default/files/medien/press/pd10–033_bisphenol_a_massenchemikalie_mit_unerwuenschten_nebenwirkungen.pdf
5 Studie: Erhöht Bisphenol A langfristig das Sterberisiko? https://www.aerzteblatt.de/nachrichten/sw/Bisphenol%20 A?s=&p=1&n=1&nid=115712
6 U. Linzer: Mikroplastik. G&U, 2022
7 Pro-Kopf-Konsum von Mineral- und Heilwasser in Deutschland in den Jahren 1970–2020: https://de.statista.com/statistik/daten/studie/2809/umfrage/pro-kopf-verbrauch-von-mineral-und-heilwasser
8 Phthalate: Innovation mit Nebenwirkungen: https://www.aerzteblatt.de/treffer?mode=s&wo=1041&typ=16&aid=183814&s=Innovation&s=Phthalate
https://www.bfr.bund.de/de/fragen_und_antworten_zu_phthalat_weichmachern-186796.html
9 K. Kleinesper: Die Metabolic-Detox-Kur. Humboldt, 2019, S. 11 ff
10 Deutsche Gesellschaft für Ernährung e. V.: Was Sie schon immer über Fette wissen wollten. 07/2007
11 V. Schmiedel: Omega-3 – Öl des Lebens: für mehr Gesundheit. Fona, 2018, S. 16 ff
12 C.E. Mortimer, U. Muller: Das Basiswissen der Chemie. Thieme, 2003
13 https://www.gesundheit.com/ernaehrung/1/apfelessig-ein-allheilmittel
Rotweintabletten, Artischockendragees, Apfelessigkapseln und Co. – halten sie, was sie versprechen? DGE-special 02/2002
Ist Essig Heilkraft aus der Natur? DGE-aktuell 21/ 98
14 A. Tuffs: Preisgekrönte Forschungsergebnisse: Wie Brokkoli-Wirkstoffe die Krebstherapie unterstützen. https://idw-online.de/de/news482632
15 Zyklusstörungen, Hyperprolaktinämie. https://www.klinikum-stuttgart.de/kliniken-institute-zentren/frauenklinik-schwerpunkt-gynaekologie/klinische-schwerpunkte/endokrinologie/zyklusstoerungen-hyperprolaktinaemie
16 Prämenstruelles Syndrom und Mikronährstoffe. https://www.diagnostisches-centrum.de/praemenstruelles-syndrom/1518-pr%C3%A4menstruelles-syndrom-und-mikron%C3%A4hrstoffe.html
Vitamin-D-Präperate können PMS lindern. https://www.healthandscience.eu/index.php?option=com_content&view=article&id=2528:-vitamin-d-praeparate-koennen-pms-lindern&catid=20&lang=de&Itemid=316
Mit Kalzium und Vitamin D gegen PMS. https://www.wissenschaft.de/erde-umwelt/mit-kalzium-und-vitamin-d-gegen-pms
17 Omega-3-Fettsäuren bei Allergien: https://www.thieme.de/de/naturheilverfahren/allergien-omega-3-fettsaeuren-helfen-44428.htm
18 Was ist Endometriose? https://www.endometriose-vereinigung.de/was-ist-endometriose.html
19 Studie: Vitamin D und Omega-3-Fettsäuren könnten vor Autoimmunerkrankungen schützen: https://www.aerzteblatt.de/treffer?mode=s&wo=1041&typ=1&nid=131302&s=Autoimmunerkrankung&s=Vitamin
20 Östrogen: Weiblicher Zyklus beeinflusst Größe des Hippocampus: https://www.aerzteblatt.de/nachrichten/70850/Oestrogen-Weiblicher-Zyklus-beeinflusst-Groesse-des-Hippocampus
21 M. Goepel, T. Schwenzer et al.: Harninkontinenz im Alter, Teile 1, 2, 3. https://www.aerzteblatt.de/archiv/33388/Harninkontinenz-im-Alter
22 B. Runnebaum, T. Rabe: Gynäkologische Endokrinologie. Klimakterium der Frau. Springer, 2014
23 Fruchtbare Forschung: https://molekularbiologie.uni-graz.at/de/neuigkeiten/detail/article/fruchtbare-forschung-3
24 Darmbakterien, Süßstoffe und Glukose-Unverträglichkeit. https://wis-wander.weizmann.ac.il/darmbakterien-s%C3%BC%C3%9Fstoffe-und-glukose-unvertr%C3%A4glichkeit
25 Schweizer Lebensmittelbuch: Gelier- und Verdickungsmittel. https://web.archive.org/web/20060926101932/http://www.bag-anw.admin.ch/SLMB_Online_PDF/Data%20SLMB_MSDA/Version%20D/40_Geliermittel.pdf
D. Mudgil, S. Barak: Guar gum: processing, properties and food applications – A Review. https://pubmed.ncbi.nlm.nih.gov/24587515

Rezeptverzeichnis

Stichwortverzeichnis

Empfehlungen von Katrin Kleinesper und Ursula Linzer

Alles Websites wurden am 20.2.2023 aufgerufen.

Adressen, die weiterhelfen

DGE, Deutsche Gesellschaft für Ernährung e.V., Godesberger Allee 18, 53175 Bonn, www.dge.de

Umwelt Bundesamt, Wörlitzer Platz 1, 06844 Dessau-Roßlach, www.umweltbundesamt.de

Bundesinstitut für Risikobewertung, Max-Dohrn-Str. 8–10, 10589 Berlin, www.bfr.bund.de

Saisonkalender für Obst und Gemüse: www.verbraucherzentrale.de/wissen/lebensmittel/gesund-ernaehren/saisonkalender-obst-und-gemuese-frisch-und-saisonal-einkaufen-17229

Tabelle »Vitamine in Lebensmitteln«: https://extras.thieme.de/trias.htm.

Bezugsquellen Nahrungsergänzungsmittel

GSE-Vertrieb, Bühler Straße 32, 66130 Saarbrücken, www.gse-vertrieb.de

Institut Allergosan, Gmeinstraße 13, A-8055 Graz, www.allergosan.com

Jentschura International GmbH, Otto-Hahn-Straße 22–26, D-48161 Münster, www.p-jentschura.com/

Naturherz, Hagenbusch 9, 59505 Sassendorf, https://www.naturherz.de

San Omega GmbH, Gubener Str. 47, 10243 Berlin, Gutscheincode: Fit15, www.norsan.de

Sunday Natural Products GmbH, Potsdamer Str. 83, 10785 Berlin, Gutscheincode TAN76341: www.sunday.de

Weitere Bücher der Autorinnen

Katrin Kleinesper: Die Metabolic-Detox-Kur. Humboldt, 2019

Ursula Linzer: Mikroplastik. GU, 2022

Bibliografische Information der Deutschen Nationalbibliothek
Die Deutsche Nationalbibliothek verzeichnet diese Publikation in der Deutschen Nationalbibliografie; detaillierte bibliografische Daten sind im Internet über http://dnb.d-nb.de abrufbar.

Covergestaltung: © Thieme
Layout: CYCLUS · Visuelle Kommunikation, Stuttgart

Programmplanung: Uta Spieldiener
Projektmanagement: Sabine Ilg
Redaktion: Ursula Brunn-Steiner, Vaihingen/Enz
Bildredaktion: Christoph Frick, Marie Crämer

Bildnachweis:
Covermotiv und Bild S. 3: © M. Bergmann/Thieme
Autorinnenfotos: Julian Harenberg (Kleinesper); BuxMedia UG (Linzer)
Foodfotos: S. 8/9, 4+23, 5+141, 25, 38/39, 45, 52, 60, 76/77, 135, 145: ©M. Bergmann/Thieme; S. 4/5+87, 78/79, 83, 91, 94, 99, 103, 107, 115, 117, 121, 123, 127, 130/131: ©S. Bütow/Thieme; S. 111: ©A. Rogge & J. Jankovic/Thieme
Zeichnungen: Susi Schaaf, Bellheim

1. Auflage

TRIAS Verlag in Georg Thieme Verlag KG
Rüdigerstraße 14, 70469 Stuttgart, Germany
www.trias-verlag.de

Printed in Germany

Satz und Repro: Fotosatz Buck, Kumhausen
Druck: Grafisches Centrum Cuno, Calbe

Gedruckt auf chlorfrei gebleichtem Papier

ISBN 978-3-432-11762-1 1 2 3 4 5 6

Auch erhältlich als E-Book:
eISBN (ePub) 978-3-432-11763-8